Les Recettes Paléo

Table des matières

5 trucs à savoir sur le régime Paléo

- Dans le cadre du régime Paléo, certaines choses sont à savoir : Premièrement, nous allons devoir revenir aux sources, à la nature, et faire un retour vers les aliments de base, non transformés comme nous pouvons en trouver habituellement dans les supermarchés (la pâte à tartiner, les boîtes de conserves, tous les plats déjà préparés saturés de sel et de sucre, toutes les sauces préparées.... Il va être nécessaire de vous refamiliariser avec les marchés sur les grandes places des centre-ville le samedi matin.

- Dans le régime paléo, il va être important d'ajouter plusieurs sources de protéines car cela va vous rendre plus fort. Alors attendez-vous à en prendre une certaine quantité. Suivant votre objectif le nombre de protéines peut varier. Si vous souhaitez être en bonne santé, ou perdre du poids, vous devrez assimiler 1,5g de protéines par kg du poids de corps. Exemple : si vous pesez 50 kg, cela donne : 50 X 1,5 = 75. Vous devrez donc manger 75g de protéines par jour. Pour avoir un ordre d'idée, un steak haché de 100g contient 25g de protéines. Autre exemple, si vous souhaitez prendre du muscle alors vous devrez assimiler 2g de protéines par poids de corps. Exemple : si vous pesez 50 kg alors le calcul est : 50 X 2 = 100g de protéines, à prendre par jour.

- Pour ce qui est des protéines, il faut toujours privilégier la qualité à la quantité (comme en toutes choses d'ailleurs). Il faut plutôt favoriser les viandes maigres : le poulet (sans la peau), le poisson blanc. Les fruits de mer sont ainsi proposés à volonté tout comme les œufs bio. Mais pour ce qui est des œufs, il faut en priorité des œufs provenant d'une agriculture biologique. Car comme vous avez déjà pu le voir, sur chaque œuf, il y a un code-barre qui indique plusieurs informations : la provenance de celui-ci et surtout il y a une série de chiffres, juste avant le mot France, s'il provient de France.

- Ce numéro est très important, car il précise la qualité de l'œuf. Ainsi, il y a plusieurs niveaux s'échelonnant du niveau 0 au niveau 3. Plus le chiffre est élevé et plus cet œuf est mauvais pour votre santé. Par exemple le niveau 0 veut dire qu'il est bio. La poule est nourrie sainement et vit en plein air, là où elle peut courir. Tandis que le niveau 3 signifie que la poule est élevée dans une cage et qu'on l'alimente uniquement avec des produits industriels de manière à accélérer sa croissance. Ainsi, son œuf sera de mauvaise qualité. Pour un œuf classifié niveau 3, vous ne devez en manger qu'un par semaine au maximum. Pour les œufs du niveau 0 (bio), vous pouvez en avaler autant que vous voulez (dans la limite du raisonnable), c'est-à-dire que vous pouvez en manger plusieurs par jour.

- Ensuite, les fruits et les légumes doivent devenirs vos meilleurs amis, vous pourrez en mangez du matin au soir. Pour ces aliments, il faut privilégier la qualité comme toujours donc il faut trouver des produits locaux, frais, et si possible issus de l'agriculture biologique. Pour ce qui est des fruits, il faut les manger quand vous êtes à jeun, à 10h ou à l'heure du goûter. Quand vous mangez des fruits, ne mangez rien d'autre, car les fruits ne se digèrent pas de la même façon que les autres aliments. Ils doivent être digérés tout seul. Sinon, si vous mangez un fruit après un repas, celui-ci va être digéré comme les autres aliments. L'acide contenue dans l'estomac va le faire fermenter donc va produire de l'alcool, tout comme avec le raisin en fermentant qui devient du vin. Alors, ne mangez des fruits que lorsque vous êtes à jeun.

- Maintenant, nous savons depuis quelques années, que le sucre blanc est mauvais pour la santé. Dans le régime paléo, nous évitons le sucre. Cependant, le corps a besoin de sucre alors c'est pour cette raison que vous allez pouvoir utiliser le sucre naturel présent dans les fruits (le fructose) ou dans le miel etc... Mais il ne faudra jamais rajouter de sucre.

Comme vous l'avez vu dans les 5 points précédents, le régime paléo consiste donc à revenir aux sources, autrement dit, un retour à une alimentation similaire à celle de nos ancêtres. Nos ancêtres ont toujours mangé les aliments de base. L'homme n'a jamais changé drastiquement son alimentation. Cependant, un changement a été observé depuis le milieu du 20e siècle où les usines ont commencé à produire en masse (années 1950), jusqu'à aujourd'hui où l'on mange ne plus que hamburgers, Chips, sodas, bonbons ect... Ainsi, la plupart des individus ont une alimentation complètement différente de celle de nos ancêtres. Aujourd'hui, la norme est de ne manger que des produits ultras transformés (comme cité précédemment). Le corps humain n'a pas pu s'habituer à cette alimentation. Ce n'est pas dans nos gènes de manger ce type d'aliments. C'est de là, que certaines maladies ont commencé à apparaitre.

Il faut des milliers d'années pour que nos gènes changent et s'habituent à leur environnement. Cela ne peut se faire du jour au lendemain. C'est pour cette raison que même si notre monde évolue, il faut continuer de garder une alimentation la plus proche possible de celle de nos ancêtres, c'est-à-dire ne consommer que les produits que la nature nous offre, à ne pas confondre avec les produits que les hommes fabriquent. Il ne faut pas prendre plusieurs produits et les assembler en un seul et même produit. Ainsi, pour fabriquer des chips, par exemple (produit transformé par excellence), les industriels ont utilisé des pommes de terre, du sel, des arômes artificiels, et voilà que par magie, on obtient des chips au poulet, saturées en produits chimiques.

La question importante

Alors si vous êtes prêt à faire certains sacrifices et à manger des produits sains, alors voici quelques conseils : Premièrement, si vous souhaitez manger des aliments de qualité, des aliments que la nature met à votre disposition alors il va falloir les identifier. Par exemple, si vous êtes dans un supermarché et que vous trouvez un produit qui vous semble bon, alors, à ce moment-là ,vous devrez vous rappeler du contenu de ce livre, et vous devrez hésiter, à savoir, est ce que ce produit est bon ou non, pour ma santé ? Alors, il vous suffit de vous poser la question suivante : qui a produit cet aliment ? notre Terre ou l'homme ? Alors, afin de vous éclairer, voici quelques exemples : si vous avez une pomme dans la main et que vous vous posez cette question, la réponse est que cet aliment provient de la terre. C'est la nature qui l'a créée, elle pousse dans un arbre et l'homme n'a rien à voir avec la fabrication de cette pomme. Donc dans ce cas, bien entendu, cet aliment est bon pour votre santé.

Autre exemple ; un œuf (niveau 0), ce n'est pas l'homme qui l'a produit, c'est la poule. Maintenant, nous allons compliquer la situation : vous avez identifié un paquet de pâtes. À votre avis, est-ce bon pour votre santé ? Si vous, vous rappelez de la question initiale, est ce que ce produit vient de la nature, pousse-t-il dans un arbre ou dans la terre, ou provient-il d'un animal ? Et bien, la réponse est non. Les pâtes ne poussent pas dans un arbre ou autrement et la nature n'a pas créé les pâtes. Cet aliment provient d'un processus industriel, c'est l'homme qui produit les pâtes dans ses usines. Alors, c'est pour cette raison qu'il ne faut pas en manger. Si toutefois, vous voulez vraiment manger des glucides alors il faudra privilégier le riz par exemple, car lui, il provient de la nature.

Produit laitier

Ainsi, cette question est capitale quand une personne ne connaît pas forcément la provenance d'un aliment. C'est grâce à cette question vous serez dans le vrai à 97%. Cependant, il existe des exceptions à cette question, comme par exemple le lait. En effet, dans le cas du régime paléo, il ne faut pas prendre de produit laitier. Il existe beaucoup d'études scientifiques qui prouvent que le lait et les produits laitiers en général ne sont pas bons pour la santé. Nous allons tenter de voir, maintenant, pourquoi les produits laitiers ne sont pas bénéfiques pour l'homme. Tout d'abord, comme vous le savez, le corps humain est très complexe. Les produits laitiers sont mauvais pour l'homme certes, mais uniquement pour les adultes. En effet, les produits laitiers ne sont bons que pour les enfants car leur organisme en a utilité pendant leur croissance. Les enfants ont besoin de produits laitiers pour grandir mais pas n'importe lesquels. Quand ils sont bébés, le seul lait qui est bon, est celui de leur mère et non pas celui en provenance de la vache. Le lait de vache est très mauvais pour la santé de l'homme, tout simplement car il contient des facteurs de croissance nécessaires aux veaux, qui en ont besoin durant la première année de leur existence. En effet, la première année, un veau grossit d'environ 200 kilos. Alors, comme vous pouvez le constater, le lait de vache n'est pas du tout adapté pour un bébé humain. Mais ce raisonnement vaut aussi pour un adulte. Le lait de vache est toujours mauvais pour la santé quel que soit l'âge. C'est pour cette raison qu'il ne faut pas du tout en consommer. Et si exceptionnellement vous devez quand même acheter du lait alors achetez du lait de chèvre, celui-ci est plus approprié pour l'homme.

Plus tard, quand le bébé sera devenu un enfant, il pourra prendre du fromage, mais plus du tout de lait ou de yaourts. En effet, tout ce qui est mauvais dans le lait ne se retrouve presque plus dans le fromage, car le fromage est un produit fermenté. Mais, il y a encore une exception, même si l'enfant peut consommer du fromage, il ne peut pas en prendre à n'importe quelle heure. Le fromage ne peut être consommé par l'homme que le matin (comme les fruits), car on ne peut pas en manger à n'importe quelle heure. Mais le mieux finalement, c'est d'éviter d'en prendre car le fromage est un aliment crémeux donc très gras. Pour résumer, il vaut mieux éviter de consommer des produits laitiers.

Le petit déjeuner

Maintenant, vous commencez à avoir plus de connaissances en matière de nutrition. Nous allons continuer dans cette lancée. Observons le petit déjeuner. Voir ce qu'il est mieux d'avaler. Comme vous le savez, le petit déjeuner est le repas le plus important de la journée. En effet, si vous commencez bien la journée, vous la finirez très bien. Si par exemple, vous êtes habitué à consommer du pain/beurre/confiture, un chocolat chaud, des céréales, des biscuits etc... alors il va falloir arrêter, si vous souhaitez atteindre votre objectif, car ce type d'aliments représente tout ce qu'il ne faut pas prendre. Peut-être avez-vous l'habitude de déjeuner avec beaucoup de glucides le matin mais désormais, dès demain matin, il va falloir arrêter de manger ce type d'aliments.

Vous allez devoir changer de cap et passer à un nouveau type de petit déjeuner en vous inspirant de certains de nos pays voisins : manger plus de protéines. Ce sont les protéines qui vont vous permettre passer la matinée en pleine forme. Ainsi, pour le petit déjeuner, vous allez devoir consommer des œufs, du bacon, des légumes, des flocons d'avoines ect... Ce type de petit déjeuner sera beaucoup plus sain pour votre santé. Précédemment, la consommation importante de glucides au petit déjeuner vous faisait ressentir une sensation de somnolence vers 11 h. Il existe 2 différents types de sucre : le sucre lent et le sucre rapide. Cette information est disponible en regardant l'index glycémique d'un aliment. Plus il est élevé, plus il faudra l'éviter. C'est pour cette raison que le matin, il faut absolument éviter de manger des fruits sous peine d'avoir un pic d'insuline, dès le matin. Ainsi, le mieux, c'est de ne pas du tout en prendre le matin.

Les questions

Vous pouvez vous demander, a juste titre, si finalement, nous pouvons ou pas consommer des glucides. Avec toutes ces restrictions alimentaires, comment pouvons-nous cuisiner, faire des recettes, si la moitié des aliments ne sont pas utilisables ? Cependant, vous allez pouvoir constater que nous pouvons nous faire plaisir avec énormément d'aliments. Il suffit juste d'être plus créatif et laisser les idées venir à nous. A juste titre, vous pouvez vous poser la question : " si nous ne pouvons pas consommer de sucres, de produits transformés etc... Alors nous ne prendrons plus de plaisir à manger." Finalement, vous pourrez constater que même avec une restriction sur certains aliments, vous pourrez quand même prendre du plaisir à manger et à savourer de bonnes choses.

Prendre l'habitude

Pour certains individus, ce changement de mode alimentaire sera un bouleversement alors que pour d'autres, cette nouvelle orientation sera plus facile à adopter. Suivant votre objectif, il ne faut pas appréhender ce changement comme un régime, dans lequel il faudra diminuer ses portions ou il faudra se restreindre... Pas du tout. Il faut simplement le considérer comme un rééquilibrage alimentaire. Pour les personnes qui souhaitent perdre du poids, le suivi de la méthode paléo, ne sera pas nécessairement synonyme de diminution de la quantité de nourriture. Elles pourront continuer de manger à leur faim, ceci n'est pas le problème. Dans ce cas, chaque aliment ingéré sera l'équivalent de véritables calories et non des calories « vides » comme les aliments transformés. En conséquence, il sera nécessaire d'avaler des quantités moindres d'aliments pour remplir votre estomac.

Restez motivé

Il faut juste prendre l'habitude de ce nouveau type d'alimentation et l'adopter progressivement. Quel que soit votre objectif, vous finirez par y arriver. Si vous avez décidé de lire cet ouvrage, c'est que vous êtes motivé. Chaque fois que vous hésitez et que vous pensez que vous allez abandonner, rappelez-vous, pourquoi vous avez commencé. Ceci va vous remotiver immédiatement. N'écoutez pas votre voix intérieure qui vous dit "allez, un petit excès, juste une fois". Vous savez parfaitement que si vous ''craquez '' juste une fois, vous céderez obligatoirement de très nombreuses fois par la suite. Par défaut, votre cerveau choisira toujours la facilité. Si vous l'écoutez, il choisira toujours les chips ou les viennoiseries plutôt que de faire l'effort de préparer quelque chose de sain. Si vous avez décidé quelques choses, faites-le !

Conclusion

Pour conclure et comme vous l'aurez constaté auparavant, pour être en bonne santé, il faut suivre le mode alimentaire de nos ancêtres. Cette alimentation saine et équilibrée est parfaite pour nous et c'est elle qui va nous permettre de dépasser la barre des 100 ans. Il vous faudra donc exclure de votre alimentation : la farine, les sucres rapides, la crème fraîche, les yaourts et tous les autres produits industriels... Privilégiez les aliments issus de l'agriculture biologique. Pour suivre, voici une sélection de 40 recettes salées et sucrées, pour mincir tout en vous faisant plaisir. Bon appétit et bonne dégustation :)

Brochettes de poulet, sauce amande-kiwi

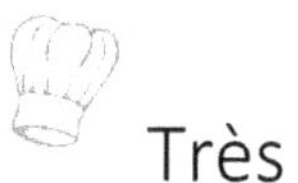 Très facile

 15 min

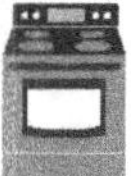 20 min

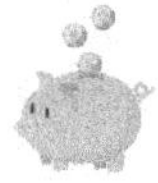 bon marché

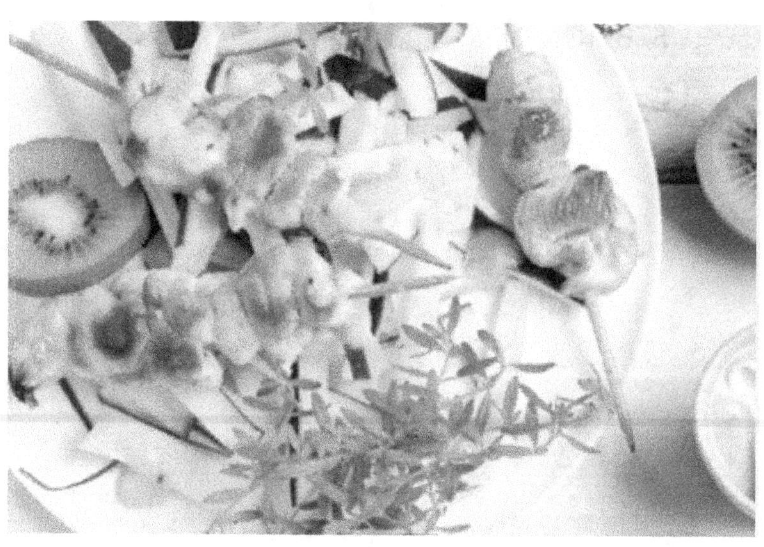

Ingredients pour 4 personnes

Étapes de préparation

1/ Dans un bol, mélangez les ingrédients de la marinade. Coupez le poulet en petits morceaux et mélangez-les à la marinade. Laissez reposer au frais pendant 1 heure.

2/ Enfilez les morceaux de poulet sur des piques à brochette.

3/ Versez la marinade dans une poêle et faites cuire les brochettes à feu moyen pendant 3 à 4 minutes de chaque côté.

4/ Lavez les courgettes. Coupez-les en longs bâtonnets.

5/ Dans un mixeur, mélangez la purée d'amandes et le kiwi. Diluez avec un peu d'eau pour obtenir une consistance crémeuse.

6 / Servez les brochettes bien chaudes avec les légumes. Arrosez de sauce. Décorez de thym.

Ingrédients

2Filets de poulet de 200 g chacun environ
2Courgettes
Quelques brins de thym
2C. à soupe d'huile d'olive
le jus d'un demi-citron
1C. à café de gingembre en poudre
1pincée Thym
1C. à soupe de purée d'amandes
1Kiwi bien mûr
Étapes de préparation

Biscuits courgette-amande

Très facile

20 min

14 min

bon marché

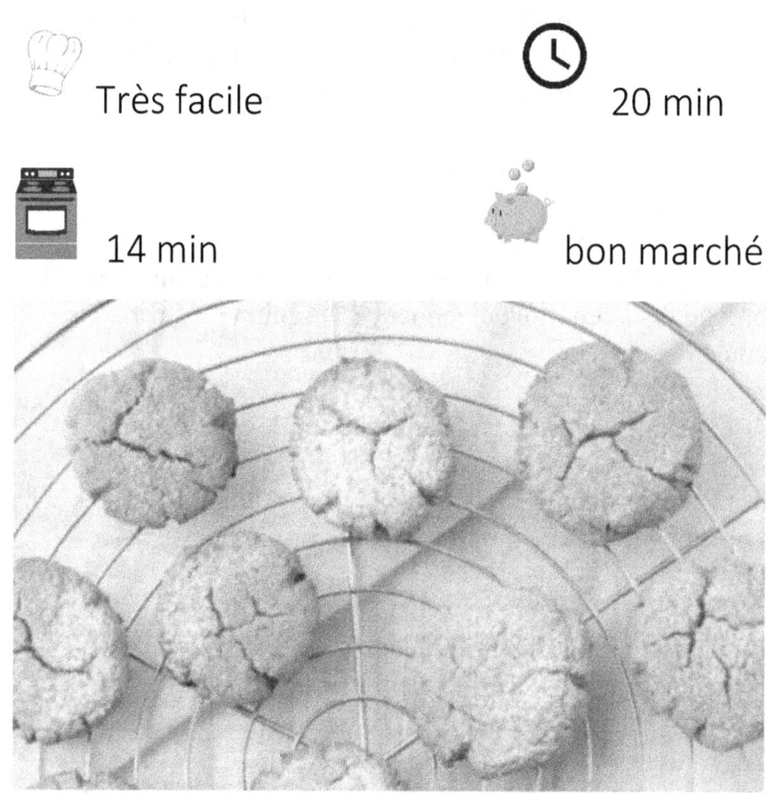

Ingredients pour 5 personnes

Étapes de préparation

1/ Préchauffez le four à 180 °C.

2/ Battez les œufs énergiquement dans un saladier. Ajoutez le reste des ingrédients et mélangez soigneusement pendant quelques minutes.

3/ Formez des boules de la taille d'une noix.

4/ Déposez-les sur une plaque allant au four, recouverte de papier cuisson. Appuyez délicatement sur chaque boule pour les aplatir légère- ment.

5/ Enfournez pour une vingtaine de minutes. Laissez refroidir avant de déguster.

ingredients

1 tasse de poudre d'amandes

1 tasse de courgette hachée

½ tasse de miel d'acacia

1/2 tasse de farine de coco

2 œufs

Le zeste d'un demi-citron

Brownies paléo

 Très facile

 15 min

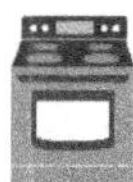 20 min

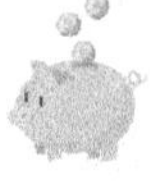 bon marché

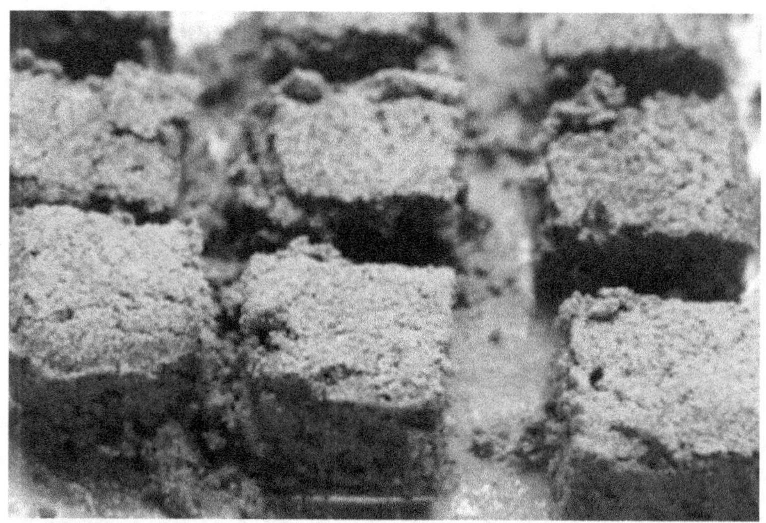

Ingredients pour 4 personnes

Étapes de préparation

1/ Préchauffez le four à 180 °C.

2/ Faites fondre l'huile de coco à feu doux pour prélever les 150 ml.

3/ Battez l'oeuf dans un saladier. Ajoutez le lait de coco, le miel, l'huile de coco et le cacao en poudre.

4/ Recouvrez un plat de papier cuisson et versez la préparation dedans.

5/ Enfournez la préparation pendant 20 minutes.

6/ Sortez du four et laissez refroidir avant de couper en morceaux.

ingredients

300ml Poudre d'amande

150ml Huile de coco

150ml Cacao en poudre

Pour poudrer(un peu)

150ml Lait de coco

75ml Miel d'acacia

1Oeuf

Caldeirada

 Très facile

 20 min

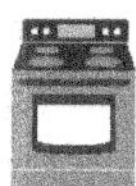 20 min

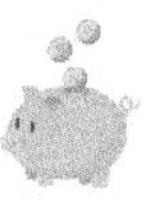 bon marché

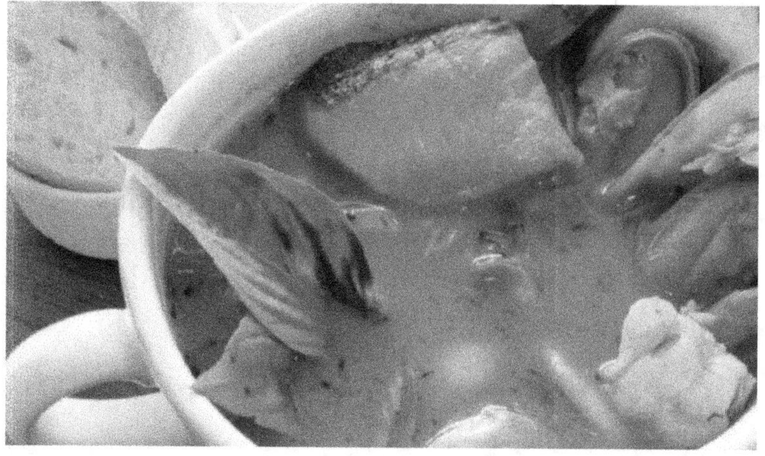

Ingredients pour 4 personnes

Étapes de préparation

1/ Lavez les tomates et le poivron. Épépinez le poivron et détaillez-le en dés ainsi que les tomates. Pelez et émincez finement l'oignon et l'ail.

2/ Faites chauffer l'huile dans un grand faitout. Ajoutez-y l'oignon, puis 2 minutes après l'ail et les épices.

3/ Ajoutez le cube de bouillon dilué dans un verre d'eau, les dés de poivron, de tomates et les feuilles de laurier. Salez, poivrez.

4/ Baissez le feu et laissez mijoter une dizaine de minutes.

5/ Pendant ce temps, détaillez en gros cubes les filets de poisson et ajoutez-les dans le faitout.

6/ Deux minutes après, versez les calamars puis les moules. Recouvrez.

7/ Laissez cuire jusqu'à ce que les moules soient toutes ouvertes.

8/ Remuez doucement et servez immédiatement.

ingredients

500 g de tomates.   1 poivron rouge. 1 oignon

2 gousses d'ail.   1 c. à s. d'huile d'olive

1 c. à c. de paprika.   1 cube de bouillon de poisson

4 feuilles de laurier.   400 g de filet de cabillaud

200 g de calamars.   500 g de moules fraîches nettoyées

Quelques pincées de sel et poivre

Ceviche de mulet à la pastèque

 Très facile

 20 min

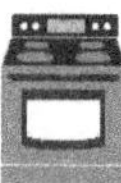 X

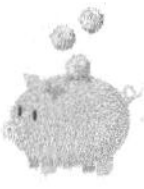 bon marché

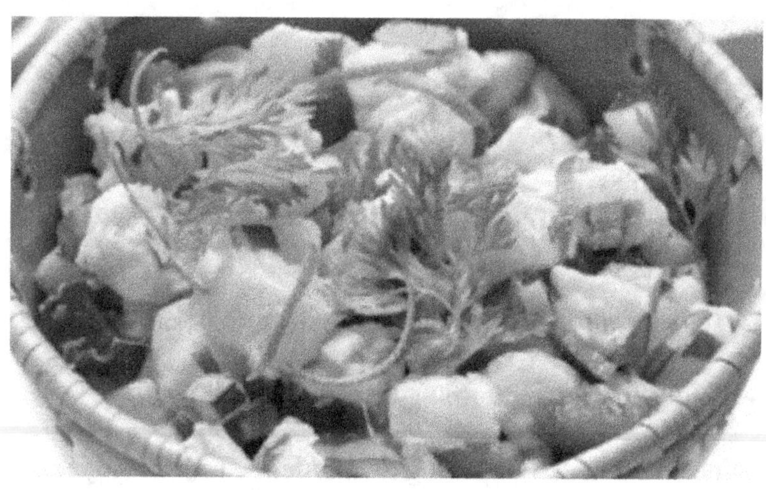

Ingredients pour 4 personnes

Étapes de préparation

1/ Rincez et séchez le poisson avant de le détailler en petits dés.

2/ Coupez la pastèque en petits dés.

3/ Épluchez et émincez l'oignon finement.

4/ Rincez, puis ciselez la coriandre.

5/ Dans un bol, versez le jus des citrons et l'huile d'olive. Mélangez avec l'ensemble des ingrédients. Servez immédiatement ou réservez 1 heure au frais.

ingredients

300g Filet de mulet

200g Pastèque

1Petit oignon rouge

5Brins de coriandre

4C. à soupe d'huile d'olive

1Jus de 2 citrons verts

Chou farci poulet-carottes

 Très facile

 20 min

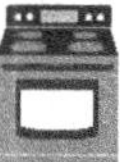 20 min

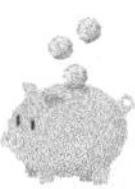 bon marché

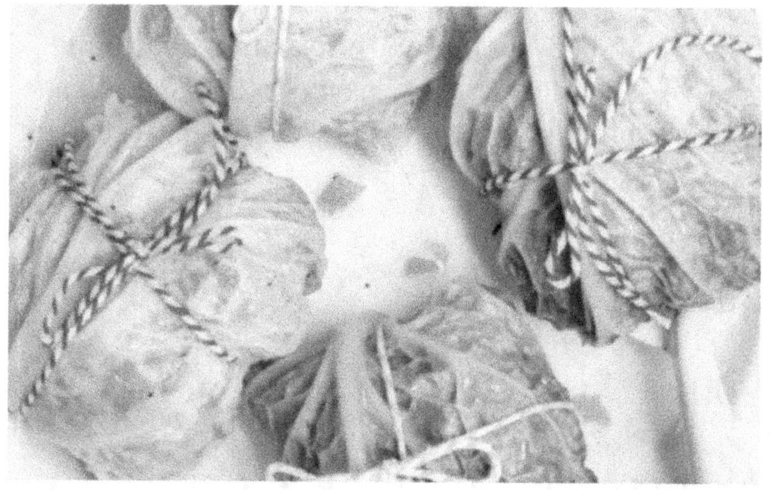

Ingredients pour 6 personnes

Étapes de préparation

1/ Détachez les feuilles extérieures du chou (le coeur pourra être incorporé dans la farce).

2/ Faites-les blanchir 3 minutes dans de l'eau bouillante salée.

3/ Égouttez-les et rincez-les à l'eau froide (elles garderont ainsi leur couleur). Disposez-les sur un torchon pour qu'elles continuent à s'égoutter.

4/ Pendant ce temps, préparez la farce : pelez et hachez l'oignon et les carottes.

5/ Faites-les revenir doucement dans un faitout.

6/ Mixez ensemble les blancs de poulet, les oeufs, la poudre d'amandes, le curry, le sel et le poivre (et le coeur du chou si vous avez décidé de l'incorporer à la farce).

7/ Incorporez-y les carottes et l'oignon cuits. La farce est prête !

8/ Garnissez chaque feuille d'une cuillerée à soupe bombée de farce, de manière à pouvoir plier les feuilles dessus.

9/ Fermez les petits paquets ainsi obtenus et disposez-les dans un faitout.

10/ Versez un verre d'eau dans le fond et mettez à cuire à feu doux une vingtaine de minutes.

ingredients

1 petit chou vert pommé.

1 gros oignon.

3 petites carottes

3 blancs de poulet.

2 œufs.

90 g de poudre d'amandes

2 c. à s. de curry.

Quelques branches de coriandre.   Quelques pincées de sel et poivre

Courge spaghetti à la bolognaise

 Très facile

 20 min

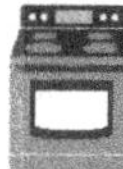 30 min

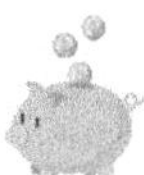 bon marché

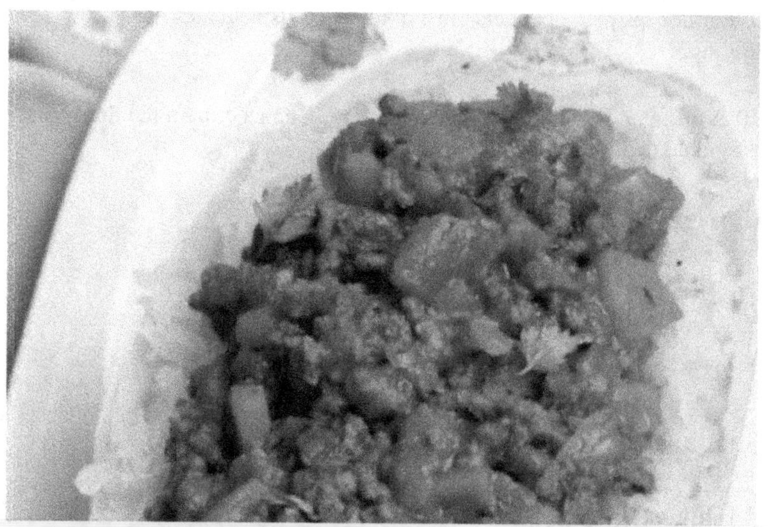

Ingredients pour 4 personnes

Étapes de préparation

1/ Mettez la courge spaghetti à cuire dans une cocotte-minute ou immergez-la dans de l'eau bouillante 30 minutes environ (selon la taille de la courge).

2/ Pendant ce temps, préparez la sauce bolognaise : lavez les légumes et épluchez carottes et céleri. Détaillez. Réservez tous ces légumes séparément.

3/ Pelez l'ail et l'oignon et faites-les revenir dans une poêle avec l'huile d'olive. Ajoutez la viande hachée sans cesser de remuer. Puis ajoutez les légumes, la pulpe de tomates, les épices et les aromates.

4/ Arrosez de bouillon de légumes.

5/ Laissez mijoter à feu doux.

6/ Coupez en deux la courge cuite, dans le sens de la longueur.

7/ Ôtez les pépins, puis prélevez la chair à l'aide d'une fourchette.

8/ Pour bien détacher les spaghettis, plongez-les dans une grande quantité d'eau froide et procédez avec la main.

9/ Mélangez la sauce aux spaghettis et servez.

ingredients

1Courge spaghetti.   4Tomates

1Carotte.   1Céleri branche(facultatif).   2gousses Ail

1 Oignon.   1cuil. à soupe Huile d'olive.
400g Viande de boeuf hachée.

400ml Pulpe de tomates

1cuil. à soupe Herbes de Provence.

4Feuilles de laurier

250ml Bouillon de légumes

Deliciozo insalata !

 Très facile

 10 min

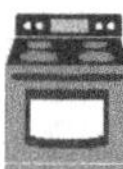 10 min

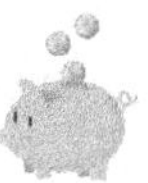 bon marché

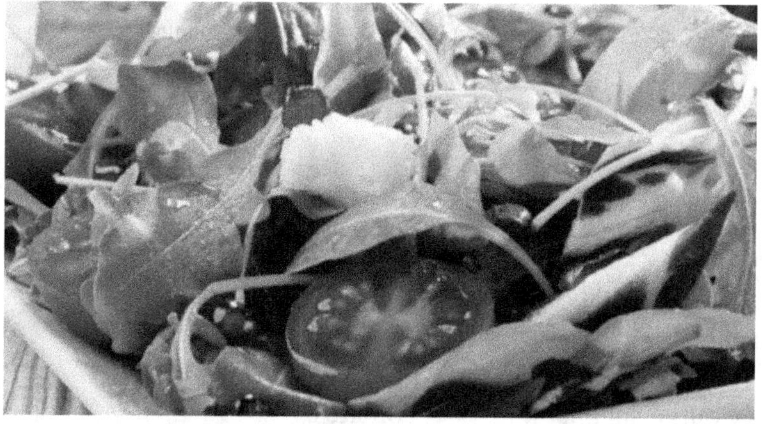

Ingredients pour 2 personnes

Étapes de préparation

1/ Dans un saladier, mélangez la salade avec les tranches de prosciutto, les dés de pepperoni et de coeurs d'artichaut, les olives, le poivron rôti à

l'huile d'olive et les tomates séchées. Servez avec
la sauce d'accompagnement.

ingredients

1Salade

5tranches Prosciutto(jambon italien)

20g Pepperoni en cubes

2Coeurs d'artichaut coupés en dés

60g Olives noires(et vertes en mélange)

1Poivron rôti à l'huile d'olive au préalable

20g Tomates séchées

Pour la sauce « spécial Italie » :

3cuil. à café Huile d'olive

1cuil. à café Vinaigre balsamique

1gousse Ail hachée

½ cuil. à café de jus de citron

Sel

Granola aux canneberges

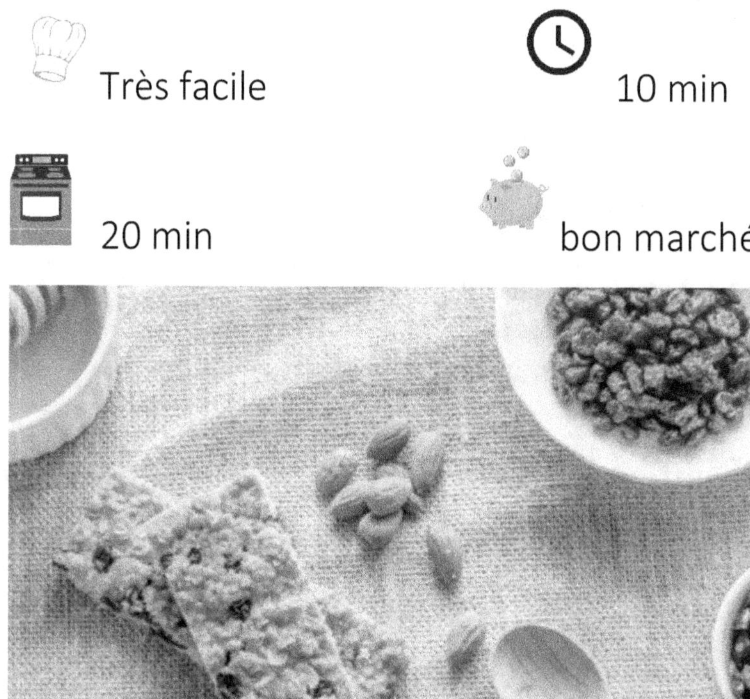

Très facile

10 min

20 min

bon marché

Ingredients pour 4 personnes

Étapes de préparation

1/ Préchauffez le four à 200 °C (th. 6-7).

2/ Mélangez les noix, les graines, la noix de coco et le sel dans un grand bol. Ajoutez l'huile de coco et le miel et mélangez à la main ou mixez au robot pour obtenir un mélange compact. Étalez-le sur

3/ une plaque de cuisson recouverte de papier sulfurisé et enfournez pour 18 à 20 minutes. Comment savoir si la cuisson est suffi sante ? Le granola doit brunir légèrement.

4/ Sortez du four et ajoutez les canneberges. Mélangez bien et laissez refroidir avant de déguster. Le granola se conserve plusieurs semaines dans une boîte hermétique.

ingredients

250g Cerneaux de noix(noisettes entières et noix de macadamia)

120g Graines de courge

100g Noix de coco râpée

½ cuil. à café de sel

2cuil. à soupe Huile de coco

3cuil. à soupe Miel

100g Canneberges

Huîtres

Très facile

15 min

X

bon marché

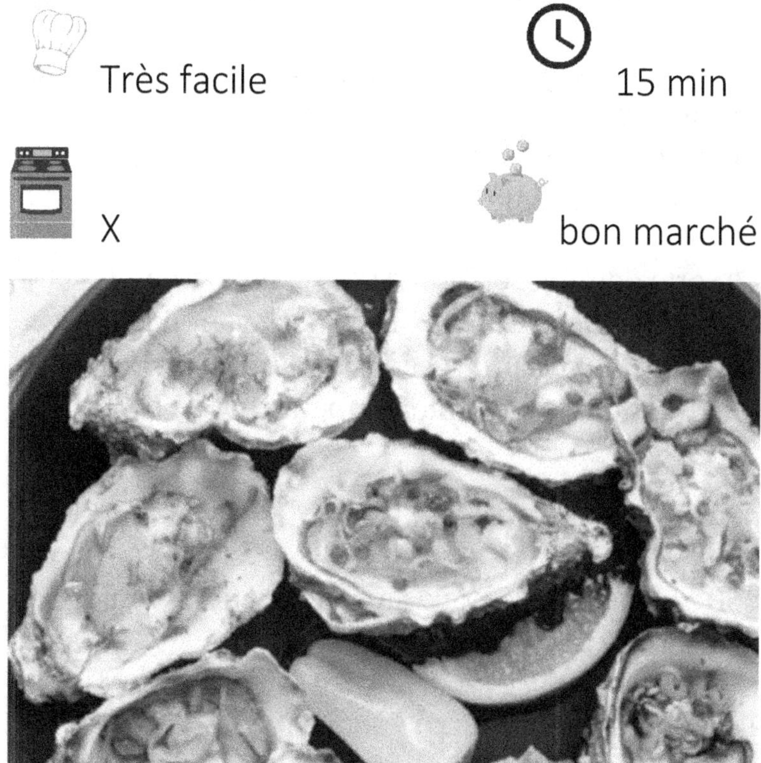

Ingredients pour 4 personnes

Étapes de préparation

1/ Ouvrez les huîtres et videz la première eau.

2/ Puis aromatisez 6 huîtres avec chacun de ces mélanges :

3/ Hachez l'ail vert très finement. Parsemez les huîtres avec un peu d'ail ciselé et quelques baies roses ;

4/ Prélevez le zeste du citron bergamote. Ajoutez quelques zestes dans chaque huître, quelques gouttes de citron et une pointe de piment ;

5/ Prélevez le zeste de la mandarine. Détachez 6 quartiers et ôtez la peau blanche. Lavez et ciselez l'aneth. Dans chaque huître, posez un quartier de mandarine, quelques zestes et de l'aneth ciselé.

6/ Donnez un tour de moulin à poivre dans chaque huître.

ingredients

2Douzaines d'huîtres

1Brin d'ail vert

1C. à café de baies roses

1Citron bergamote

1C. à café de piment

une mandarine.

1Brin d'aneth(ou des pluches de fenouil)

Mousse d'avocat et tartare de fraises

Très facile

20 min

5 min

bon marché

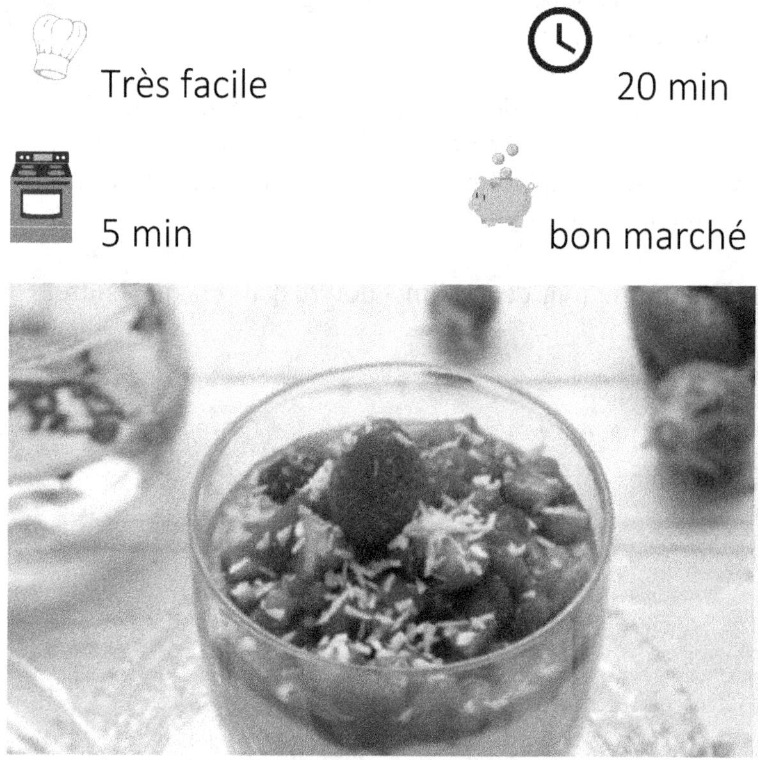

Ingredients pour 4 personnes

Étapes de préparation

1/ Préparez le tartare de fraises : lavez les fraises, coupez-les en dés et arrosez-les de jus de citron. Réservez dans un bol avec 2 cuillérées à soupe de miel.

2/ Diluez l'agar-agar dans l'eau de coco. Mettez sur le feu et comptez 30 secondes après les premiers frémissements.

3/ Prélevez la chair des avocats. Mixez-les au robot avec le mélange à base d'eau de coco et le miel restant.

4/ Versez le coulis d'avocat dans quatre ramequins. Laissez reposer au frais pendant 2 heures.

5/ Lorsque la mousse d'avocat est prise, ajoutez le tartare de fraises par-dessus. Saupoudrez de noix de coco râpée.

ingredients

3 gros avocats

1 barquette de fraises

50 ml d'eau de coco

4 c. à soupe de miel d'acacia

Le jus d'un demi-citron

1 c. à café rase d'agar-agar

Un peu de noix de coco râpée pour la déco

Omelette roulée aux épinards, saumon et chèvre

 Très facile

 15 min

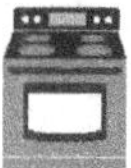 15 min

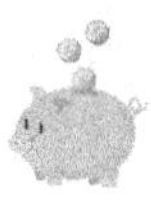 bon marché

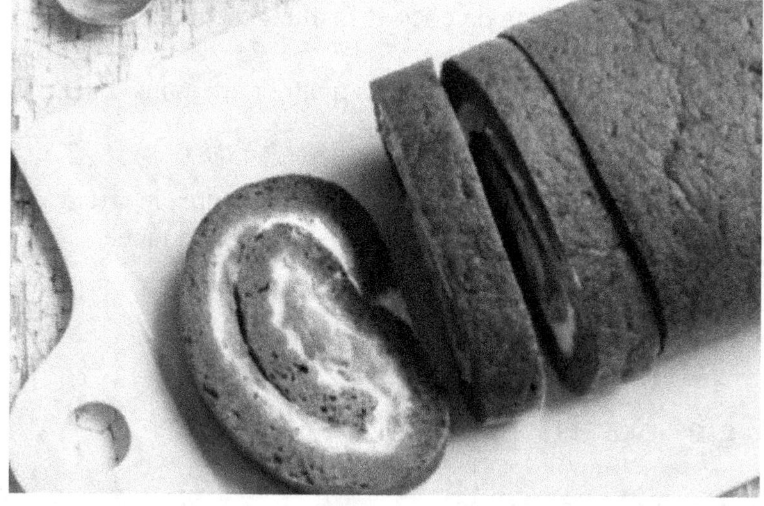

Ingredients pour 4 personnes

Étapes de préparation

1/ Préchauffez votre four à 200 °C (th. 6).

2/ Lavez et essorez le persil, pelez l'ail et lavez les épinards.

3/ Mixez ensemble le persil, l'ail, les épinards et les oeufs.

4/ Versez le tout dans un grand moule (l'idéal étant un moule rectangulaire d'environ 30 x 20 cm).

5/ Enfournez une quinzaine de minutes. Réduisez la température du four si votre omelette brunit trop. Vous pouvez aussi la cuire à la poêle.

6/ Une fois l'omelette cuite, démoulez-la sur du film alimentaire.

7/ Étalez le fromage de chèvre frais sur l'omelette (s'il est trop compact, délayez-le avec du lait de coco, ou un autre lait végétal).

8/ Disposez ensuite les tranches de saumon fumé.

9/ Roulez l'omelette sur elle-même et serrez bien à l'aide du film alimentaire.

10/ Mettez au réfrigérateur 30 minutes environ pour qu'elle garde la forme.

11/ Coupez en tranches de 1,5 cm environ.

12/ Servie accompagnée d'une salade verte, cette omelette composera un repas complet.

ingredients

Quelques branches de persil

1 gousse d'ail

400 g d'épinards (frais ou surgelés)

6 oeufs

200 g de chèvre frais

4 tranches de saumon fumé

Quelques pincées de sel et poivre

Pancakes à la farine de coco

 Très facile

 15 min

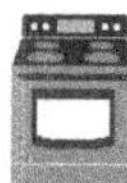 20 min

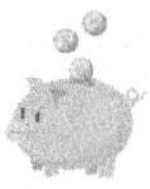 bon marché

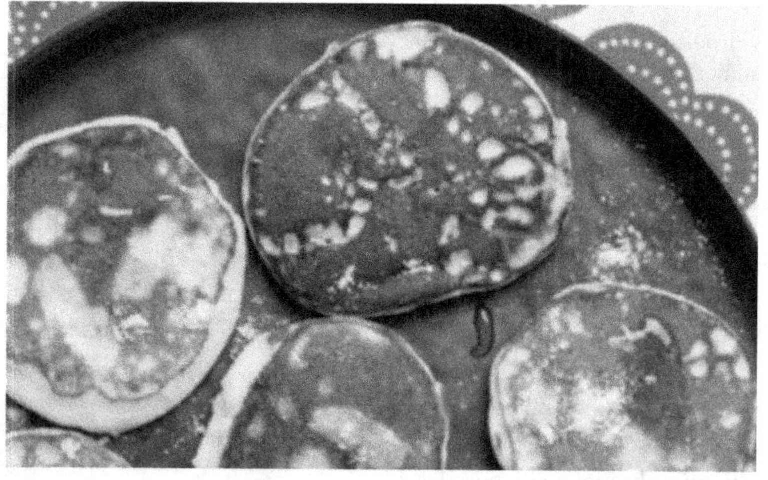

Ingredients pour 4 personnes

Étapes de préparation

1/ Dans un saladier, fouettez les oeufs énergiquement.

2/ Ajoutez le lait de coco, la farine et la poudre à lever, ainsi qu'une cuillérée de graisse de coco. Continuez à fouetter pour bien homogénéiser le tout. Laissez reposer la pâte pendant 30 minutes.

3/ Versez une bonne cuillérée à soupe de pâte dans une poêle bien chaude graissée avec l'huile de coco.

4/ Attendez 3 minutes que la première face soit bien cuite avant de les retourner.

5/ Maintenez-les au chaud entre deux assiettes. Servez avec l'accompagnement de votre choix.

ingredients

3 oeufs

3 c. à soupe de lait de coco

3 c. à soupe rases de farine de coco

½.c. à café de poudre à lever (facultatif)

Huile de coco pour la cuisson (solide)

Miel d'acacia, sucre de coco, sirop d'agave, fruits rouges frais, poudre de noix de coco…

Pizza paléo

 Très facile

 15 min

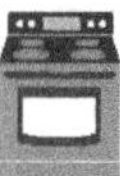 30 min

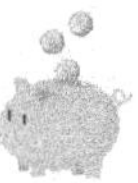 bon marché

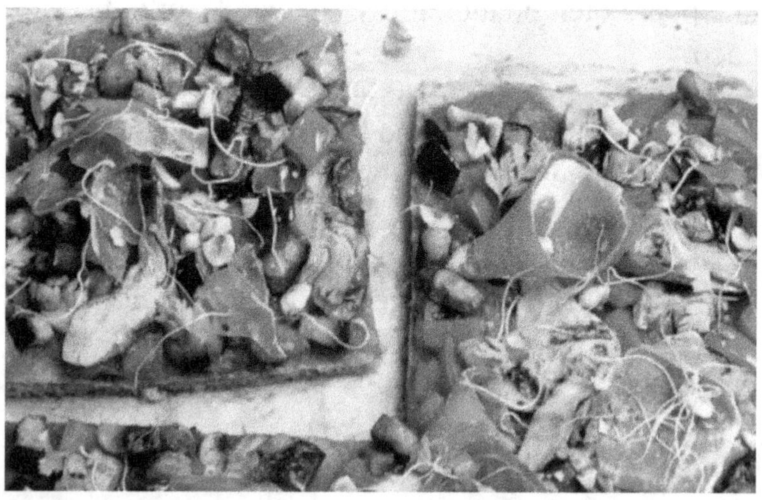

Ingredients pour 4 personnes

Étapes de préparation

1/ Préchauffez votre four à 200 °C (th. 6).

2/ Mélangez au mixeur ou à la main tous les ingrédients pour la pâte à pizza. Elle n'est pas élastique comme une « vraie » pâte à pizza, c'est normal, n'oubliez pas qu'il n'y a pas de gluten !

3/ Si la consistance le permet, étalez-la sur une plaque garnie de papier sulfurisé, ou versez-la dans un plat d'environ 30 x 20 cm.

4/ Enfournez pour 12 minutes environ (le temps qu'elle se colore légèrement).

5/ Pendant ce temps, préparez votre garniture.

6/ S'il y a des légumes, lavez-les, détaillez-les et faites-les revenir dans une poêle.

7/ Une fois que la pâte est bien blonde, sortez-la du four et garnissez-la.

8/ Enfournez pour 15 minutes environ selon les ingrédients.

ingredients

30g Farine de coco

60g Poudre d'amandes

4Gros oeufs

4C. a s. d'huile d'olive

1C. a c. de bicarbonate de soude

2C. a s. de vinaigre(ou jus de citron)

1pincée Sel

Poivre

1pincée Origan

1pincée Herbes de Provence

Salade en duo brocoli et baconC

Très facile

10 min

X

bon marché

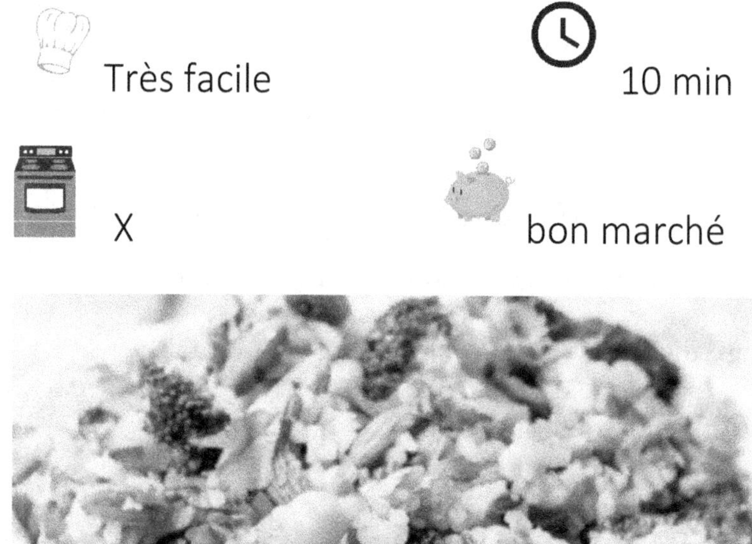

Ingredients pour 2 personnes

Étapes de préparation

1/ Dans un saladier, mélangez les
brocolis (blanchis dans de l'eau de
façon qu'ils soient juste cuits et bien
croquants), le bacon grillé, les

cerneaux de noix, les raisins secs et
l'oignon rouge haché très fin. Ajoutez
le vinaigre de cidre et la mayonnaise,
et assaisonnez.

ingredients

2cuil. à soupe Vinaigre de cidre

2cuil. à soupe Mayonnaise maison

8Brocolis

6tranches Bacon grillées

40g Raisins secs jaunes

20g Cerneaux de noix

Sel

Poivre

Salade César Paléo

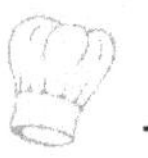 Très facile

 15 min

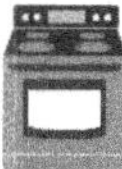 X

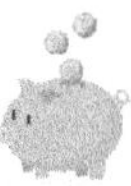 bon marché

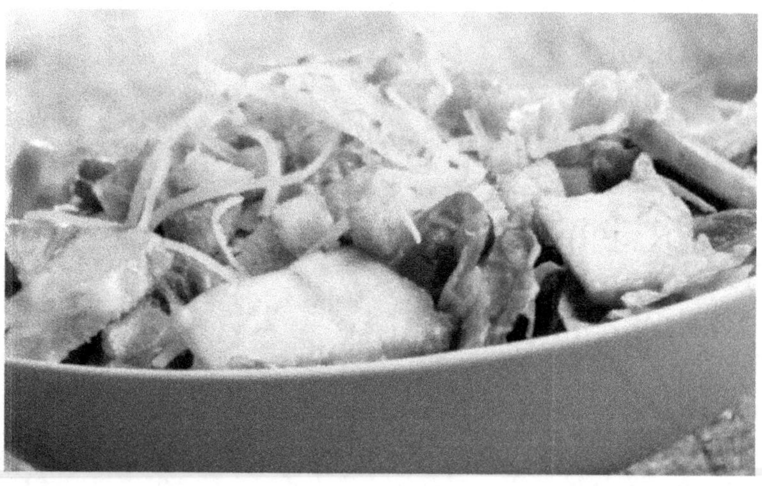

Ingredients pour 2 peronnes

Étapes de préparation

1/ Coupez les tomates séchées et les olives noires
en fines rondelles. Faites dorer le filet de poulet
coupé en lamelles dans l'huile d'olive. Retirez-le et
conservez la matière grasse pour faire griller les

amandes effilées destinées à remplacer le parmesan. Parsemez tous les ingrédients sur les feuilles de salade en terminant par les amandes.

2/ Pour la sauce, mixez tous les ingrédients, sauf l'huile d'olive que vous ajouterez ensuite avec un peu de sel et de poivre.

ingredients

1/ 10 feuilles environ de salade romaine

1 filet de poulet

20 g de tomates séchées

5 olives noires

15 g d'amandes effilées

1 cuil. à soupe d'huile d'olive

Pour la sauce : :

½ cuil. à café de câpres

1 cuil. à café d'anchois

½ gousse d'ail

1 cuil. à café de moutarde de Dijon

1 jaune d'oeuf

1 cuil. à soupe d'huile d'olive.   sel et poivre

Sandwich express

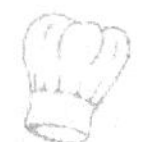 Très facile

 10 min

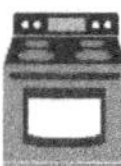 15 min

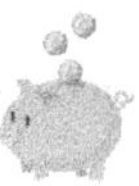 bon marché

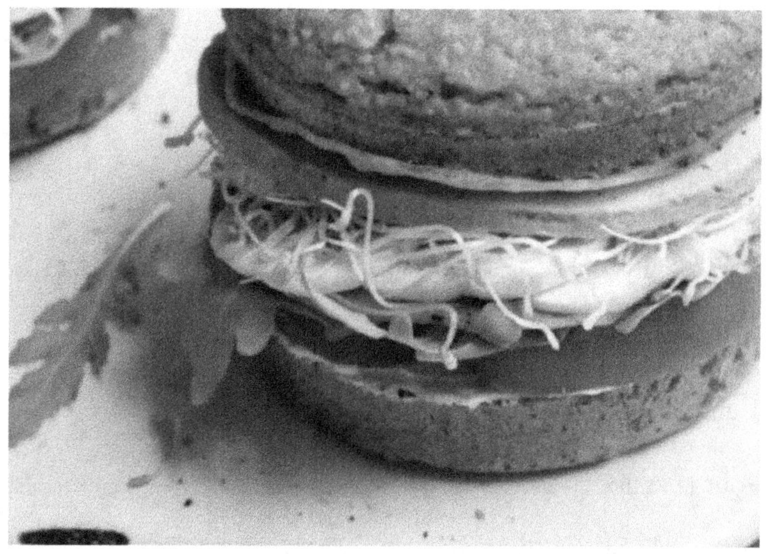

Ingredients pour 4 personnes

Étapes de préparation

1/ Préchauffez votre four à 200 °C (th. 6).

2/ Préparez quatre ramequins assez larges (leur
taille déterminera la taille de votre sandwich).

3/ Huilez-les ou garnissez le fond de papier sulfurisé (qui facilitera le démoulage).

4/ Mixez (ou mélangez au fouet manuel) ensemble tous les ingrédients des petits pains.

5/ Versez la pâte obtenue dans les ramequins.

6/ Enfournez-les pour 12 minutes environ.

7/ Une fois cuits, démoulez-les et laissez-les tiédir quelques minutes.

8/ Coupez les petits pains en deux dans l'épaisseur pour avoir 2 tranches.

9/ Toastez-les au grille-pain ou sous le gril de votre four (facultatif).

10/ Garnissez-les des ingrédients de votre choix.

ingredients

160 g de poudre d'amandes blanche

4 oeufs

1 c. à c. de bicarbonate de soude

2 c. à s. de vinaigre ou jus de citron

Quelques pincées de sel et poivre

Sorbet abricot, macadamia et pollen

Très facile   10 min

x   bon marché

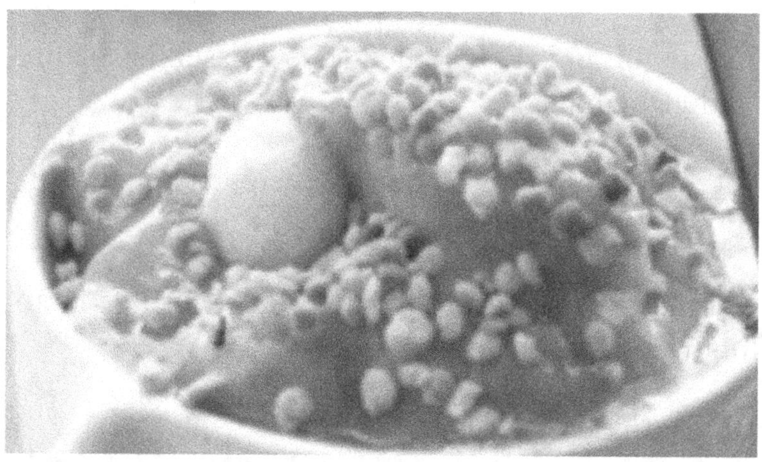

Ingredients pour 4 personnes

Étapes de préparation

1/ Lavez et séchez les abricots. Coupez-les en deux et enlevez le noyau. Congelez-les à plat dans un plateau, sans les entasser. Sortez les abricots et mettez-les dans un blender avec le miel.

2/ Mixez par impulsion 5 ou 6 fois pour obtenir un mélange assez homogène.

3/ Ajoutez les noix et mélangez rapidement.

4/ Servez dans des coupes et saupoudrez de pollen.

ingredients

500g Abricots

4C. à soupe de miel d'acacia

Une dizaine de noix de macadamia

4C. à café de pollen déshydraté

Velouté de chou-fleur épicé

 Très facile

 15 min

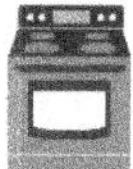 30 min

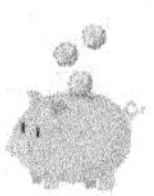 bon marché

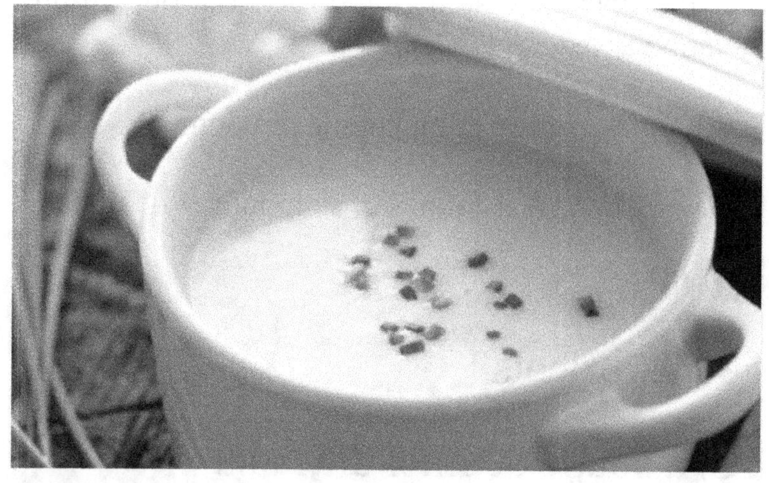

Ingredients pour 4 personnes

Étapes de préparation

1/ Dans un faitout, faites revenir, environ 5 à 10 minutes, l'ail, l'oignon, les carottes et le céleri coupés en dés à l'huile d'olive, en remuant régulièrement. Quand ils commencent à être dorés, ajoutez le chou-fleur et laissez cuire encore 5 minutes. Ajoutez le bouillon de poulet, le cumin, le

curcuma, la coriandre, le lait de coco et mélangez
bien.

2/ Portez à ébullition, puis réduisez le feu et laissez
mijoter 15 minutes environ jusqu'à ce que les
légumes soient tendres. Salez, poivrez. Mixez
grossièrement ou servez tel quel, avec le bacon
grillé et de l'aneth.

ingredients

1Chou-fleur grossièrement coupé

2gousses Ail hachées

1Oignon jaune haché

2Grosses carottes pelées(et coupées en dés)

2Branches de céleri coupées en dés

50cl Bouillon de poulet(de préférence fait maison)

25cl Lait de coco

2cuil. à café Rases de cumin

1cuil. à café Rase de curcuma

½ cuil. à café de coriandre moulue. 6tranches Bacon grillées

brins d'aneth pour servir. Huile d'olive

Sel.   Poivre

Soupe de fruits rouges au jus de goyave

 Très facile  15 min

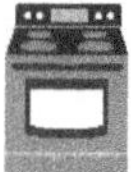 20 min 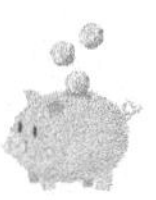 bon marché

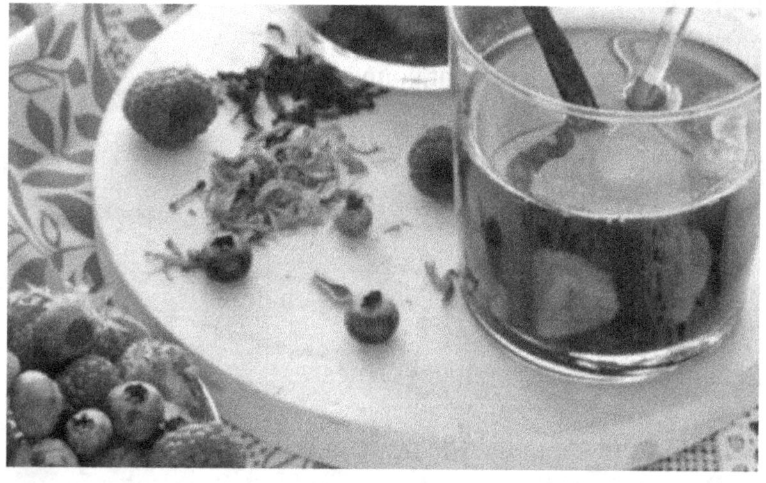

Ingredients pour 4 personnes

Étapes de préparation

1/ Faites chauffer l'eau de coco et le jus de goyave jusqu'à ébullition, puis ajoutez les fleurs et la gousse de vanille et laissez infuser pendant 30 minutes feu éteint.

2/ Lavez les fruits et égouttez-les.

3/ Placez-les dans la casserole et faites cuire doucement pendant 10 minutes.

4/ Laissez refroidir. Servez tiède aussi bien que glacé.

ingredients

750ml Eau de coco (ou d'eau filtrée)

250ml Jus de goyave

4C. à soupe de miel d'acacia

1gousse Vanille

1Barquette de fruits rouges mélangés

1pincée Fleurs d'hibiscus

1pincée Fleurs d'oranger

Soupe d'ortie aux moules et au lait de coco

 Très facile

 15 min

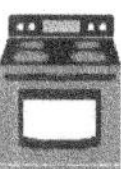 20 min

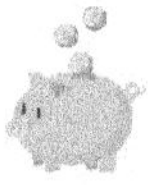 bon marché

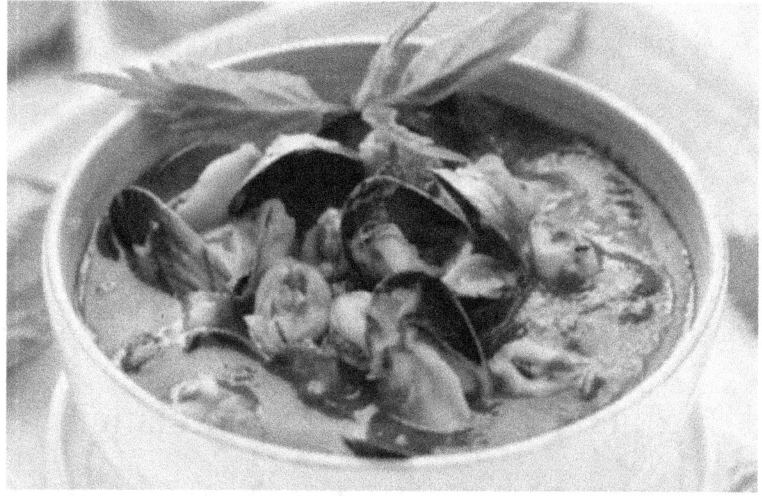

Ingredients pour 4 personnes

Étapes de préparation

1/ Lavez les orties et hachez-les au couteau. Épluchez la pomme de terre et coupez-la en dés.

2/ Dans une marmite, faites fondre les orties avec un peu d'huile d'olive pendant 3 à 4 minutes.

3/ Ajoutez la patate douce épluchée et coupée en dés et 800 ml d'eau.
Faites cuire à feu doux pendant 25 minutes.

4/ Salez. Réservez.

5/ Nettoyez les moules. Jetez celles qui sont cassées ou ouvertes et
grattez soigneusement les coquilles.

6/ Épluchez l'échalote et hachez-la. Rincez et ciselez le persil. Faites-les
revenir dans une cocotte avec un peu d'huile d'olive.

7/ Ajoutez les moules, couvrez et laissez-les cuire à feu vif pendant 4
minutes : toutes les coquilles doivent être ouvertes. Sortez les moules
avec une écumoire.

8/ Ajoutez le jus et les échalotes, ainsi que le lait de coco à la soupe.
Mixez-la.

9/ Sortez les moules de leurs coquilles que vous jetez. Réservez.

10/ Faites réchauffer doucement la soupe pendant quelques minutes.
Ajoutez les moules et servez.

Ingredients

1Saladier de pointes d'orties

1l Moules

1Morceau de patate douce(200 g)

1échalote

1poignée Persil

1C. à soupe de lait de coco

Huile d'olive

Sel.   Poivre au moulin

Taboulé de quinoa germé aux amandes et aux herbes

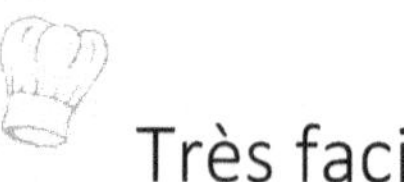 Très facile

 10 min

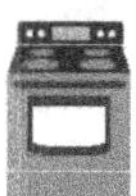 X

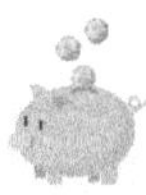 bon marché

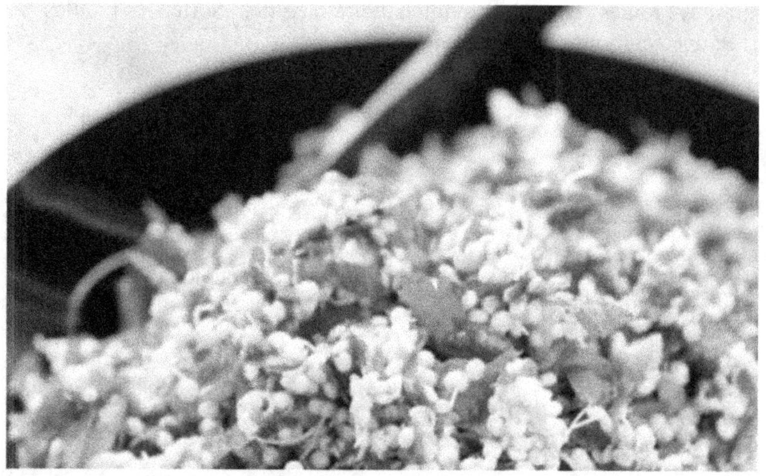

Ingredients pour 4 personnes

Étapes de préparation

1/ Faites germer le quinoa.

2/ Rincez les amandes. Faites-les tremper pendant
2 heures, puis hachez-les.

3/ Lavez et hachez les herbes.

4/ Mélangez l'ensemble des ingrédients et
assaisonnez avec l'huile et le citron.

ingredients

100 g de quinoa blanc (si possible d'Anjou)

100 g d'amandes1 bouquet de persil

Quelques feuilles de menthe (ou autres herbes
fraîches)

4 c. à soupe d'huile d'olive ou de chanvre

Le jus d'un citron

Tapioca au lait de coco et banane

Très facile

10 min

5 min

bon marché

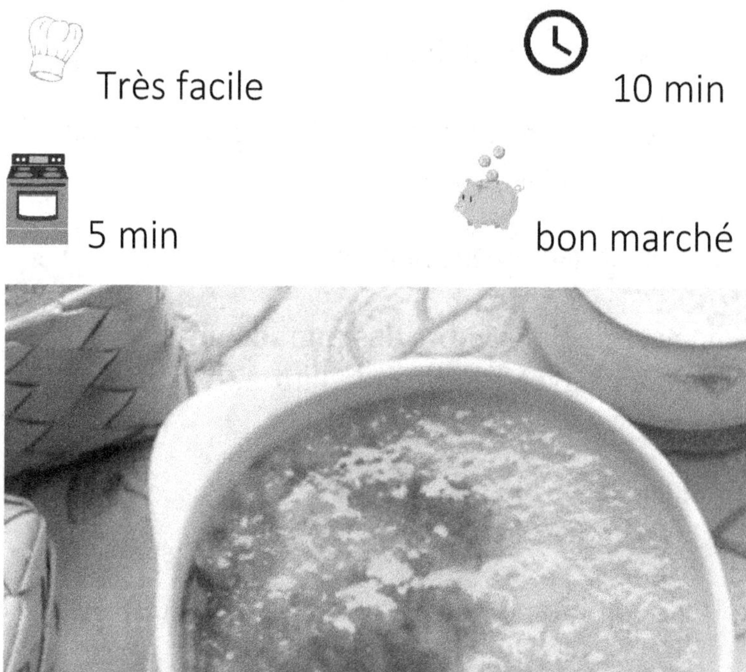

Ingredients pour 3 personnes

Étapes de préparation

1/ Mélangez le lait de coco, l'eau et le sucre dans une casserole. Faites chauffer doucement, puis versez le tapioca en pluie. Poursuivez la cuisson 3 minutes en remuant avec une spatule en bois. Laissez reposer feu étcint dans la casserole.

2/ Écrasez les bananes à la fourchette jusqu'à obtenir une texture fluide.

3/ Ajoutez la banane au tapioca, mélangez et servez aussitôt.

ingredients

200ml Lait de coco

200ml Eau

2Bananes bien mûres

4C. à soupe de sucre de coco

4C. à soupe de tapioca

Velouté de mâche au tapioca

 Très facile

 15 min

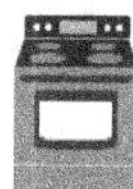 20 min

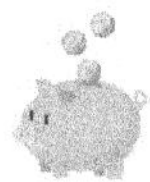 bon marché

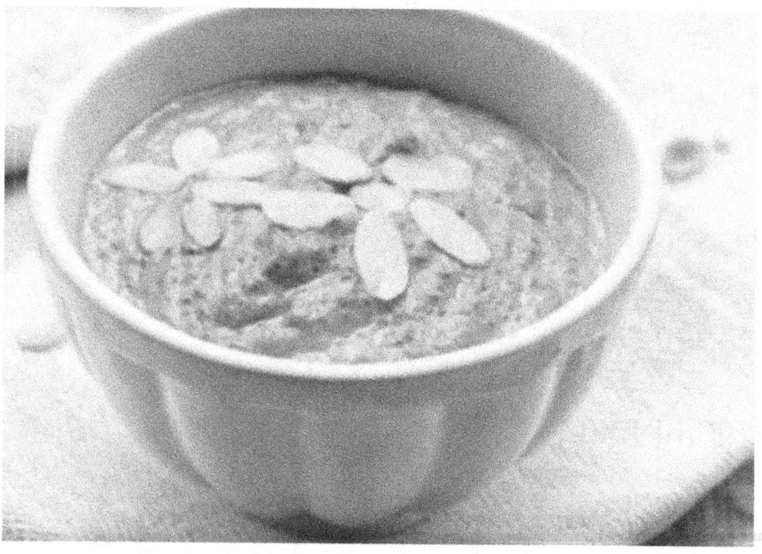

Ingredients pour 4 personnes

Étapes de préparation

1/ Lavez la mâche en détachant les feuilles et essorez- la.

2/ Épluchez, puis émincez l'ail et l'oignon. Faites-les revenir dans une casserole avec la graisse de coco pendant 3 minutes.

3/ Ajoutez la salade. Faites revenir pendant 2 minutes et ajoutez 700 ml d'eau chaude. Après ébullition, laissez cuire pendant 10 minutes à petit feu.

4/ Salez et poivrez. Mixez dans la casserole en velouté en ajoutant la purée d'amandes.

5/ Versez le tapioca en pluie et poursuivez la cuisson 5 minutes à peine en remuant constamment.

6/ Parsemez d'amandes effilées avant de servir.

ingredients

1Saladier de mâche

1Oignon

2gousses Ail

2C. à soupe de tapioca

1C. à soupe d'huile de coco(ou d'olive)

1C. à soupe de purée d'amandes blanches

Quelques amandes effilées

Sel

Poivre

Velouté de potiron rôti

 Très facile

 15 min

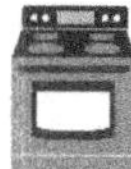 10 min

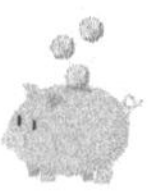 bon marché

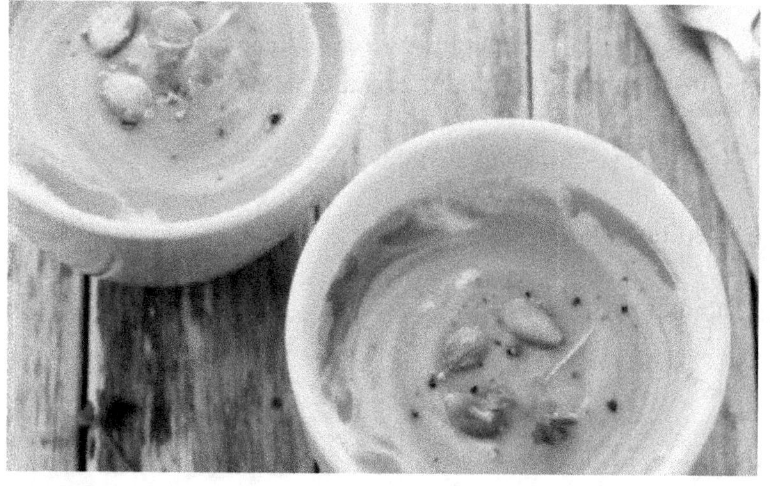

Ingredients pour 4 personnes

Étapes de préparation

1/ Préchauffez le four à 200 °C (th. 6-7).

2/ Épluchez et coupez le potiron et l'oignon en dés.
Placez-les sur la plaque du four ou dans un grand
plat à gratin. Arrosez d'un filet d'huile d'olive,
salez, et laissez cuire 1 heure au four en remuant de
temps en temps.

3/ Mixez le tout avec le tiers du bouillon de poulet.
Versez dans un faitout ou une casserole haute,
ajoutez le lait de coco et le reste du bouillon de
poulet. Mélangez bien en faisant cuire à feu doux
10 min.

4/ Assaisonnez de sel, cannelle et noix de muscade.
Servez aussitôt.

ingredients

1Potiron de taille moyenne(environ 500 g)

1Oignon jaune

75cl Bouillon de poulet

25cl Lait de coco

Huile d'olive

Sel

Omelette aux champignons de paris

Très facile

15 min

10 min

bon marché

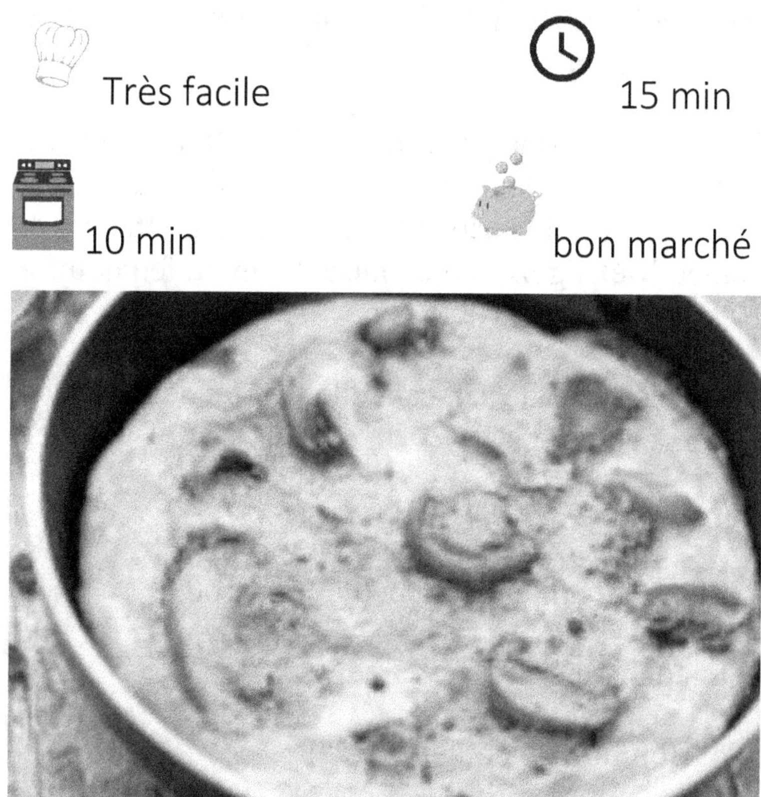

Ingredients pour 4 personnes

Étapes de préparation

1/ Lavez les champignons et émincez-les.

2/ Pelez et émincez l'oignon. Dans une poêle au feu, versez de l'huile et faites-y revenir l'oignon.

3/ Ajoutez les champignons et laissez dorer environ 10 min.

4/ Pendant ce temps, cassez les œufs dans un saladier. Salez, poivrez et ajoutez-y le lait. Fouettez.

5/ Versez les œufs dans la poêle et laissez cuire 5 à 10 minutes, selon vos goûts.

6/ Servez chaud

ingredients

6 œufs

300 g de champignons de Paris

1 c. à soupe d'huile d'olive

1 oignon

10 cl de lait

sel, poivre

Boeuf bourguignon simple

 Très facile

 30 min

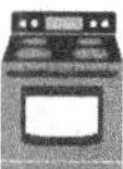 4 H

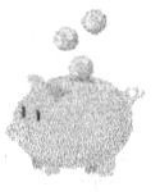 bon marché

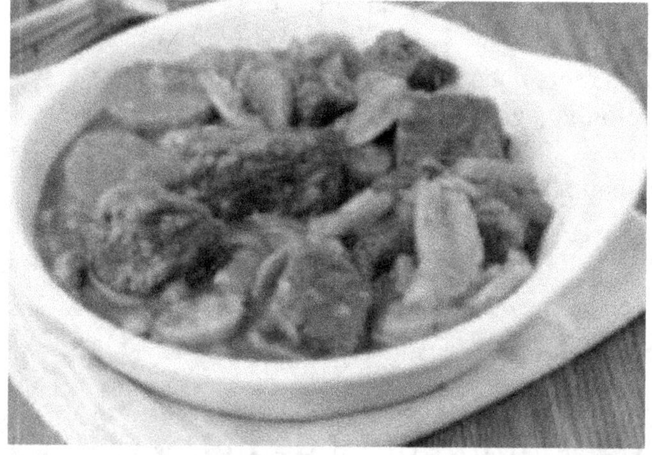

Ingredients pour 6 personnes

Étapes de préparation

1/ Commencez par couper la viande de boeuf en gros dés. Lavez et émincez ensuite les champignons. Épluchez et émincez les oignons. Épluchez et coupez les carottes en rondelles. Réservez le tout.

2/ Dans un grand faitout, faites roussir à feu vif les morceaux de boeuf dans le beurre sur tous les côtés. Ajoutez ensuite les lardons, les carottes et les oignons émincés. Baissez le feu et laissez mijoter quelques minutes. Versez la farine et bien mélanger le tout.

3/ Mouillez avec le vin rouge (il doit recouvrir la viande). Assaisonnez et laissez cuire doucement une bonne heure à couvert. Ajoutez de l'eau si besoin pour que la sauce ne soit pas trop épaisse.

4/ Au bout d'une heure, ajoutez les champignons et laissez chauffer à feu doux encore une bonne heure. Vérifiez la cuisson en plantant la pointe d'un couteau dans la viande (elle doit être très tendre), sinon prolongez la cuisson.

ASTUCES

Choisissez des morceaux de viande de qualité. Les morceaux comme le paleron, le gîte ou la joue de boeuf sont excellents pour des plats mijotés. Si besoin, n'hésitez pas à demander conseil à votre boucher.

ingredients

800 g de bœuf bourguignon

250 g de champignons de Paris

100 g de lardons

2 carottes

2 oignons

50 g de beurre

2 c. à soupe de farine

1 l de vin rouge

1 bouquet garni.   1 gousse d'ail hachée

500 ml d'eau (facultatif).   sel, poivre

Œuf cocotte avocat

 Très facile

 5 min

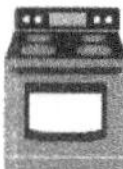 15 min

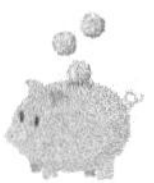 bon marché

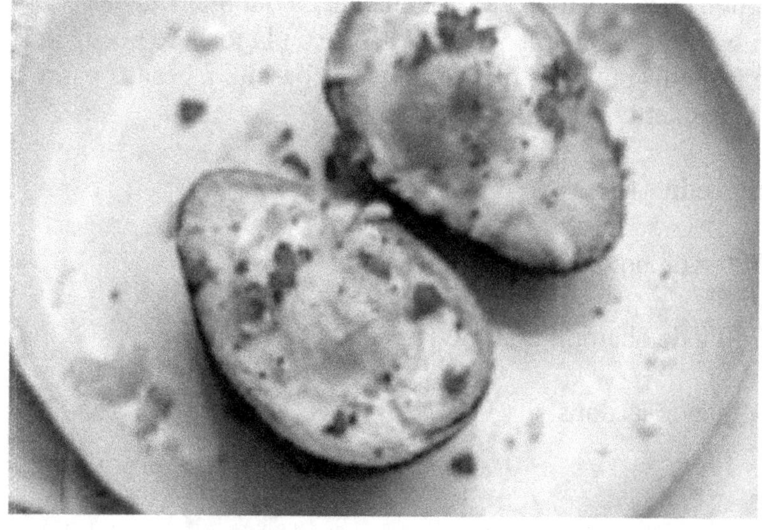

Ingredients pour 2 personnes

Étapes de préparation

1/ Préchauffez le four à 220°C.

2/ Coupez en deux et dénoyautez l'avocat

3/ Pelez et hachez l'ail. Frottez-la contre la chair à l'intérieur de l'avocat.

4/ Cassez un oeuf dans le creux de chaque moitié d'avocat.

5/ Assaisonnez avec le piment, du sel et du poivre.

6/ Enfournez pendant 15 minutes.

ingredients

2 oeufs

1 avocat

1 gousse d'ail

1 c. à café de piment rouge

sel, poivre

Velouté de potiron rôti

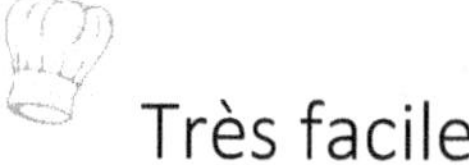 Très facile  15 min

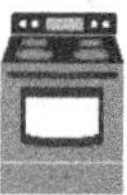 X 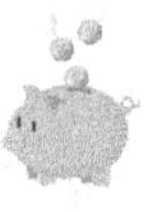 bon marché

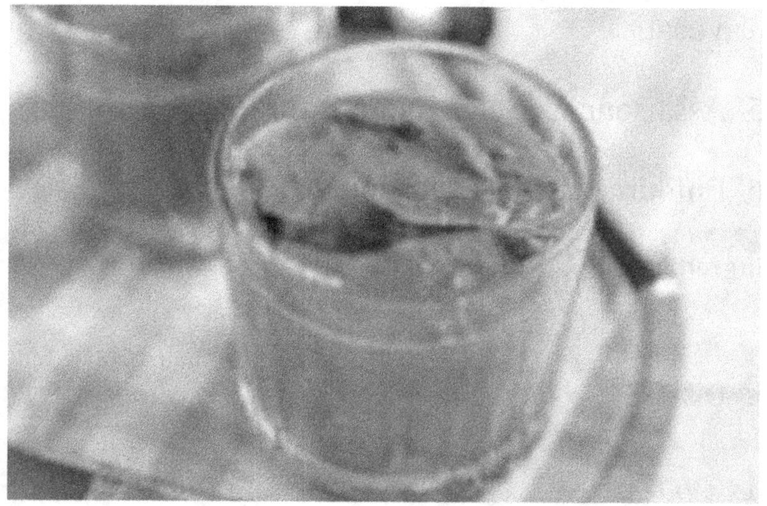

Ingredients pour 4 personnes

Étapes de préparation

1/ Faites chauffer le lait de coco et le miel dans une casserole.

2/ Lorsque le mélange frémit, ajoutez le chocolat coupé en morceaux et mélangez bien.

3/ Laissez cuire à feu doux jusqu'à obtenir un mélange bien lisse et brillant.

4/ Ajoutez le jaune d'oeuf et fouettez énergiquement.

5/ Retirez la casserole du feu.

6/ Montez les blancs d'oeufs en neige bien ferme à l'aide d'un batteur électrique.

7/ Incorporez délicatement les blancs en neige à la préparation précédente, avec une spatule.

8/ Répartissez la mousse dans des ramequins.

9/ Placez-les au frais pendant 3 heures minimum.

ingredients

200 g de chocolat noir

50 g de lait de coco

4 blancs d'oeufs

1 jaune d'oeuf

20 g de miel

Velouté de carottes au lait de coco

 Très facile

 10 min

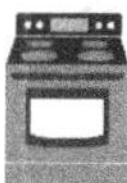 40min

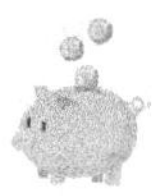 bon marché

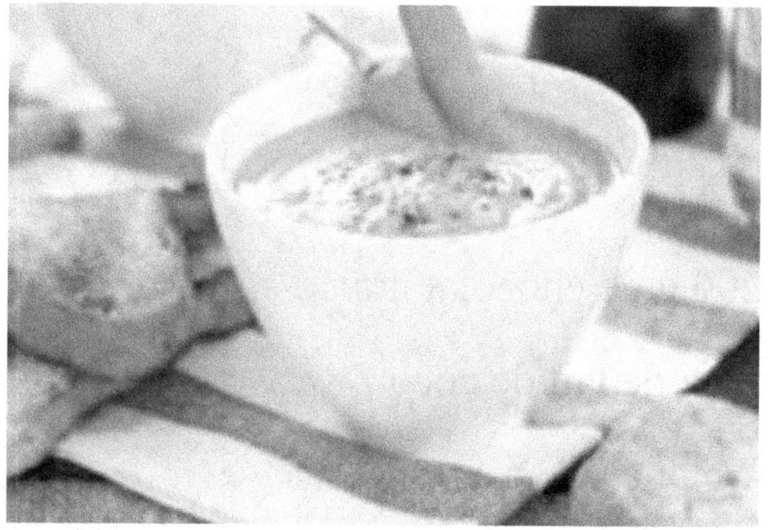

Ingredients pour 6 personnes

Étapes de préparation

1/ Râpez les carottes (pour les cuire plus vite) et jetez-les dans une marmite.

2/ Pressez l'orange et versez son jus dans la marmite ainsi que la boîte de lait de coco et les épices.

3/ Ajoutez de l'eau jusqu'à dépasser d'un doigt au moins le niveau des carottes (en ajoutant de l'eau bouillante, on gagne encore quelques minutes de cuisson).

4/ Salez et poivrez un peu et laissez cuire à feu vif pendant 30 min.

5/ Ensuite goûtez la soupe afin d'ajuster le sel et le poivre selon son goût.

6/ Mixez le tout afin d'obtenir un velouté, allongez avec un peu d'eau et remixez.

ingredients

1 kg de carottes (6 grosses carottes)

1 orange

25 cl de lait de coco

épices variées (cumin, coriandre...)

sel, poivre

Papillote de cabillaud et petits légumes au citron vert

 Très facile

 15 min

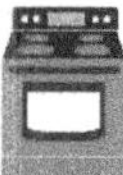 20 min

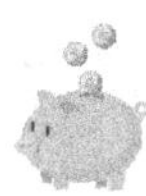 bon marché

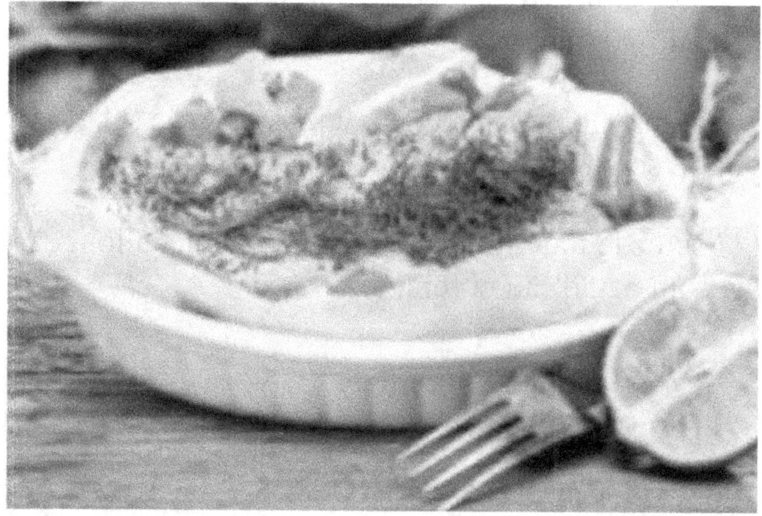

Ingredients pour 4 personnes

Étapes de préparation

1/ Mélangez le jus de citron, le miel et 1 c. à soupe d'eau froide dans un plat creux.

2/ Faites mariner le cabillaud dans le mélange pendant 1 heure.

3/ Nettoyez les légumes.

4/ Ecossez les petits pois.

5/ Equeutez les haricots verts.

6/ Pelez et coupez les carottes en petits dés.

7/ Pelez et hachez l'ail.

8/ Dans quatre grandes feuilles d'aluminium, répartissez les légumes, l'ail puis les filets de cabillaud sur le dessus.

9/ Salez, poivrez et versez un filet de jus de citron vert par dessus.

10/ Refermez les feuilles d'aluminium pour former les papillotes.

11/ Faites cuire au barbecue pendant 20 à 30 minutes.

12/ Servez parsemé d'aneth ciselé et accompagné de quartiers de citron frais.

ingredients

4 filets de cabillaud

400 g de mélange de petits pois, petites carottes et haricots verts

2 gousses d'ail

le jus d'un citron

1 c. à soupe de miel

aneth frais ciselé

le jus d'un citron vert

quartier de citron vert.   sel, poivre

Burger paléo au poulet

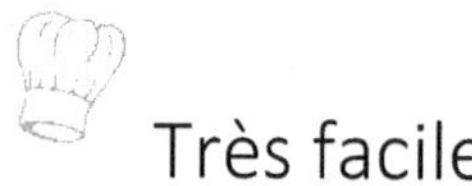 Très facile

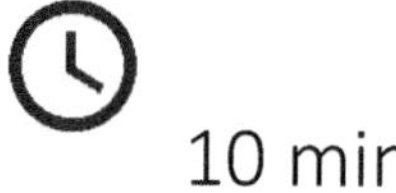 10 min

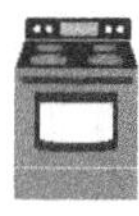 X

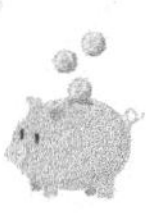 bon marché

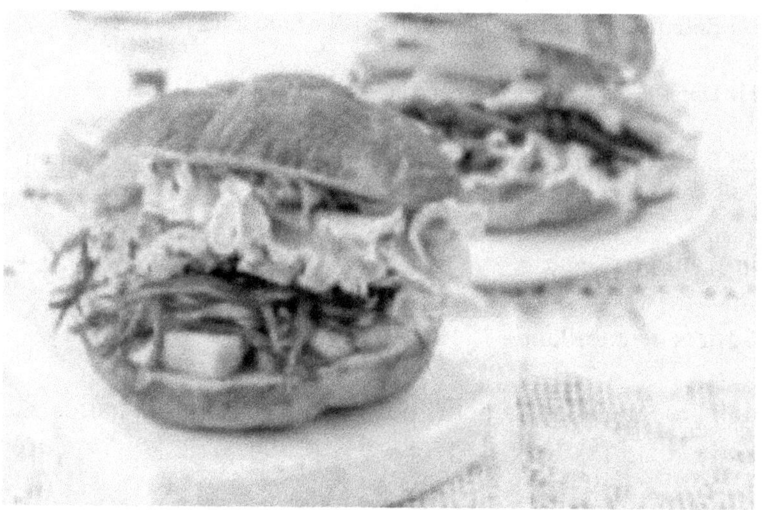

Ingredients pour 2 personnes

Étapes de préparation

1/ Salez et poivrez l'escalope de poulet déjà cuite.

2/ Coupez-la en deux.

3/ Lavez et essorez les feuilles de laitue.

4/ Coupez en deux et dénoyautez l'avocat.

5/ Coupez la chair de l'avocat en petits cubes.

6/ Faites toaster les pains à burgers au grille-pain.

7/ Tartinez chaque face des pains de guacamole.

8/ Disposez sur les talons des pains les cubes d'avocat, le chou rouge râpé, les moitiés d'escalope de poulet puis les feuilles de laitue.

9/ Refermez les burgers avec les couronnes des pains.

10/ Dégustez de suite.

ingredients

2 pains à burgers

1 avocat

1 escalope de poulet déjà cuite et froide

1 grosse poignée de feuilles de laitue

100 g de chou rouge râpé

2 c. à soupe de guacamole

sel, poivre

Cuisses de poulet à l'orange

 Très facile

 10 min

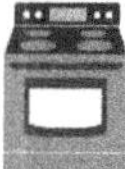 30 min

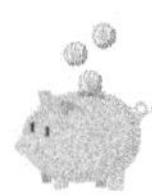 bon marché

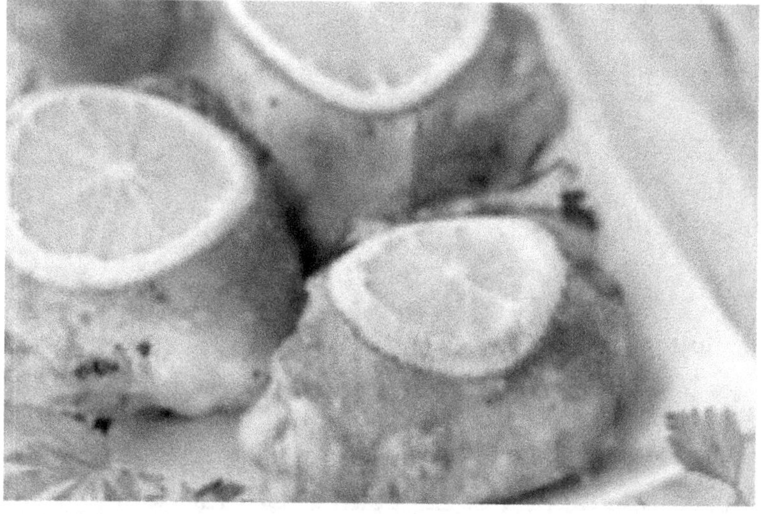

Ingredients pour 4 personnes

Étapes de préparation

1/ Mélangez l'huile d'olive, le miel, le jus des
oranges, la fleur d'orange, l'ail et du sel et du poivre
dans un plat creux.

2/ Ajoutez les cuisses de poulet, filmez le tout et faites mariner pendant 1 heure au frais.

3/ Préchauffez le four à 200°C.

4/ Coupez l'orange en rondelles. Disposez une rondelle sur chaque cuisse de poulet.

5/ Enfournez le plat pendant 20 minutes, en arrosant de temps en temps les cuisses avec la marinade.

6/ Servez bien chaud.

ingredients

4 cuisses de poulet

1 orange

2 gousses d'ail écrasées

2 c. à soupe d'huile d'olive

2 c. à soupe de miel

le jus de 2 oranges

2 c. à café d'eau de fleur d'oranger

sel, poivre

Pancakes paléo

Très facile

11 min

5 min

bon marché

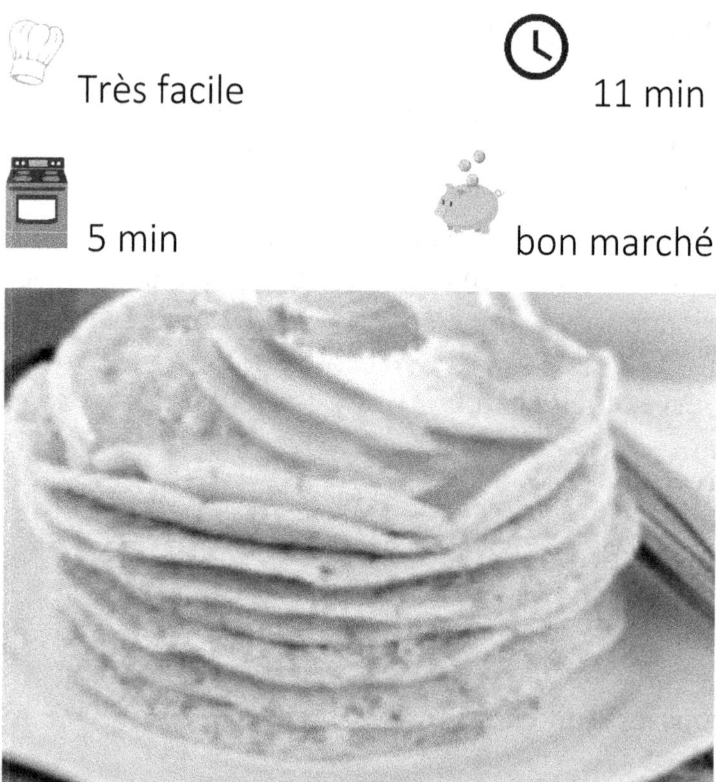

Ingredients pour 4 personnes

Étapes de préparation

1/ Pelez et écrasez la banane à la fourchette dans un récipient.

2/ Ajoutez la poudre d'amande, les oeufs et le sirop d'érable et fouettez bien jusqu'à obtenir un mélange bien lisse et homogène.

3/ Faites chauffer une poêle sur feu moyen.

4/ Faites cuire vos pancakes quelques minutes de chaque côté.

5/ Dégustez chaud ou froid.

ingredients

70 g de poudre d'amande

1 grosse banane mûre

3 oeufs

20 g de sirop d'érable

Banana bread paléo

 Très facile

 10 min

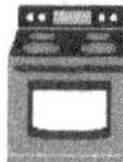 45 min

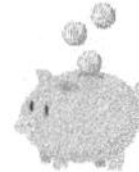 bon marché

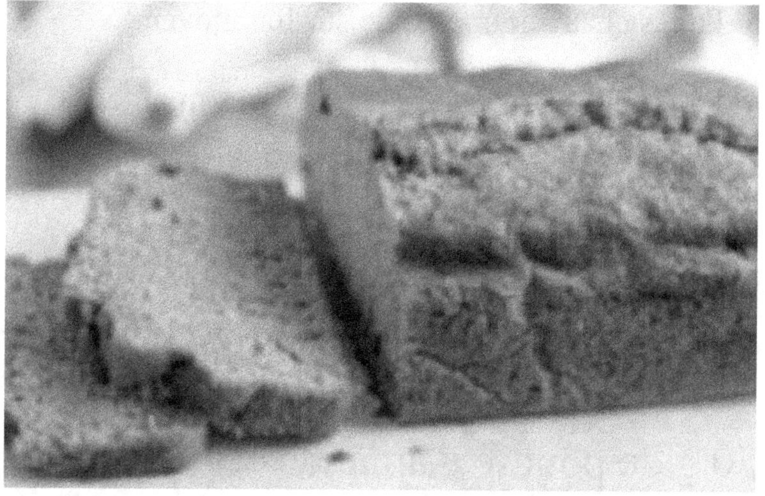

Ingredients pour 8 personnes

Étapes de préparation

Préchauffez le four à 180°C.

Pelez et écrasez les bananes à la fourchette dans un saladier.

Ajoutez les oeufs et mélangez bien.

ÉTAPE 4Incorporez le miel, l'huile de coco puis la poudre d'amande et le bicarbonate de soude.

ÉTAPE 5Remuez bien jusqu'à obtenir un mélange bien lisse et homogène.

ÉTAPE 6Versez la pâte dans un moule à cake en silicone.

Enfournez pendant 45 minutes en vérifiant la cuisson avec la pointe d'un couteau.

ÉTAPE 8Laissez tiédir puis démoulez.

ÉTAPE 9Dégustez tiède ou froid.

ingredients

200 g de poudre d'amande

3 bananes mûres

3 oeufs

1 c. à soupe de miel

2 c. à soupe d'huile de coco

1 c.à café de bicarbonate de soude

Gratin de chou-fleur à la viande

 Très facile

 20 min

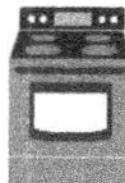 30 min

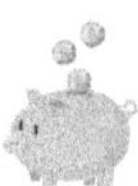 bon marché

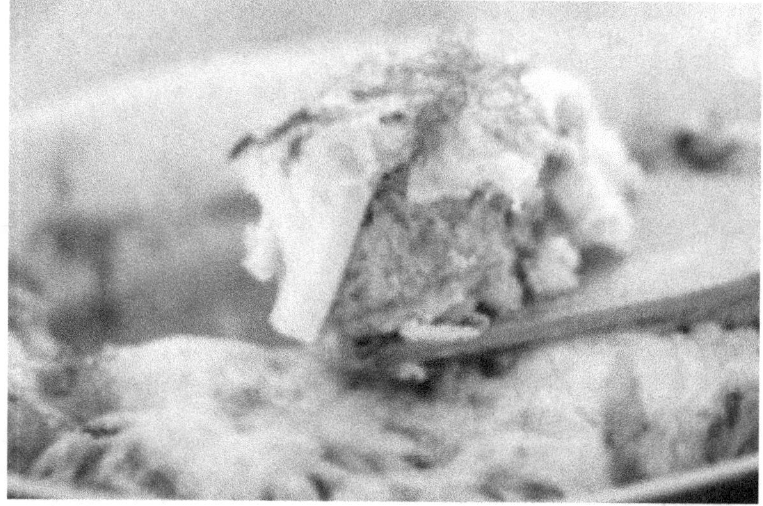

Ingredients pour 4 personnes

Étapes de préparation

1/ Nettoyez et détaillez le chou-fleur en bouquets. Faites-le cuire dans une casserole d'eau bouillante salée.

2/ Egouttez-le bien en fin de cuisson et écrasez-le grossièrement en purée. Salez et poivrez.

3/ Pelez et émincez l'oignon. Epluchez et écrasez l'ail.

ÉTAPE 4Faites-le suer dans une poêle avec un peu de beurre jusqu'à ce qu'il soit bien translucide.

ÉTAPE 5Ajoutez la viande hachée, l'ail, les herbes, du sel et du poivre et laissez revenir quelques minutes sur le feu.

ÉTAPE 6Ôtez du feu et réservez.

ÉTAPE 7Faites chauffer la farine avec la crème dans une casserole, en ne cessant de fouetter, jusqu'à obtenir une sauce bien épaisse.

ÉTAPE 8Ajoutez-la à la purée de chou-fleur et mélangez.

ÉTAPE 9Beurre un plat à gratin et versez-y la préparation à la viande.

ÉTAPE 10Recouvrez avec la purée de chou-fleur à la crème et parsemez de fromage râpé.

ÉTAPE 11Enfournez pendant 30 minutes.

ÉTAPE 12Servez bien chaud.

Ingredients

1 kg de chou-fleur

500 g de viande hachée

1 oignon

3 gousses d'ail

100 g de fromage râpé

50 cl de crème liquide

2 c. à soupe de farine.   herbes de Provence

Persil.   beurre

sel, poivre

Cheesecake paléo coco

 Très facile

 20 min

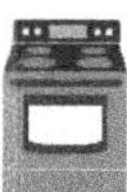 X

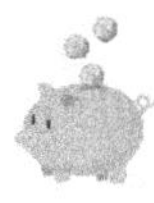 bon marché

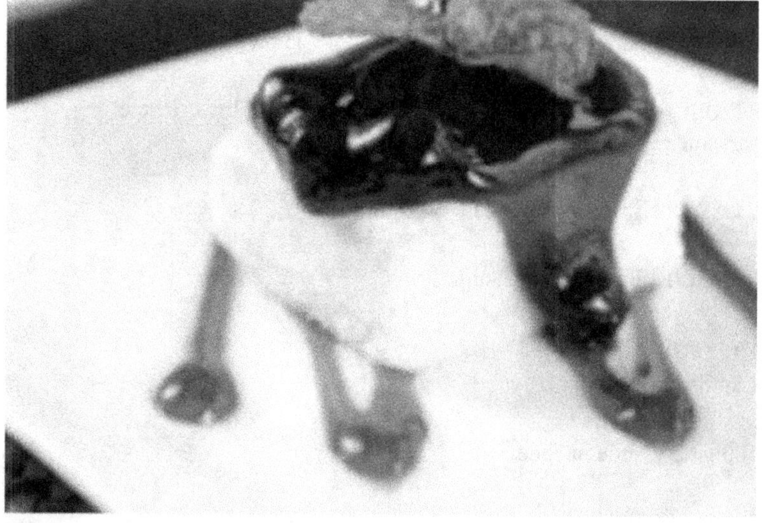

Ingredients pour 6 personnes

Étapes de préparation

1/ Préparez le fond :

2/ Mixez tous les ingrédients jusqu'à obtenir un mélange homogène.

3/ Etalez le mélange dans le fond d'un moule amovible recouvert de papier cuisson.

ÉTAPE 4Réservez de côté.

ÉTAPE 5Préparez la garniture :

ÉTAPE 6Casez et battez les oeufs dans un saladier

.ÉTAPE 7Ajoutez la crème de coco, le beurre fondu, le jus de citron et l'extrait de vanille et mélangez bien.

ÉTAPE 8Incorporez la poudre de noisettes, le zeste de citron et le sel puis remuez jusqu'à obtenir un mélange bien homogène.

ÉTAPE 9Versez le mélange sur le fond dans le moule. Egalisez la surface à l'aide d'une spatule.

ÉTAPE 10Entreposez le cheesecake au frais pendant 8 heures.

11/ Démoulez délicatement et découpez en parts égales.

ÉTAPE 12Servez bien frais accompagné d'un coulis de fruits fait maison.

ingredients

Pour le fond : 125 g de noix de coco râpée.   1 œuf.   25 g de poudre de noix de coco   2 c. à soupe de noix concassées.   1 c. à soupe de zeste de citron râpé.   7 cl d'huile de coco.   2 c. à soupe de miel
Pour la garniture :   30 cl de crème de coco.
250 g de poudre de noisettes.   5 œufs.   3 c. à soupe de miel.
3 c. à soupe de beurre fondu.   3 c. à soupe de jus de citron

2 c. à soupe de zeste de citron râpé

1 c. à café d'extrait de vanille

1 pincée de sel

Rôti de porc à l'ananas

 Très facile

 15 min

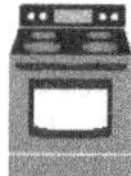 1H3O

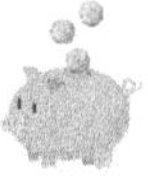 bon marché

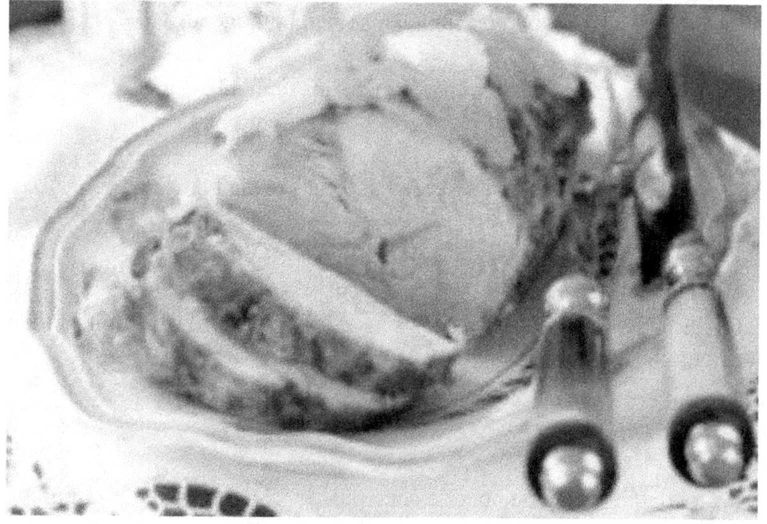

Ingredients pour 6 personnes

Étapes de préparation

1/ Préchauffez le four th.6 (180°C).

2/ Placez le rôti dans un plat allant au four, déposez dessus des morceaux de beurre.

3/ Enfournez-le pendant 1 heure.

4/ Au bout de 15 min, arrosez le rôti avec le vin et le jus d'ananas, ajoutez les morceaux d'ananas, salez, poivrez et continuez la cuisson 30 minutes environ

ingredients

1 rôti de 1 kg

1 boîte d'ananas au sirop

1 bouteille de vin blanc

beurre en morceaux

sel, poivre

Salade de betteraves aux noix de Pécan

 Très facile

 10 min

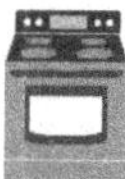 X

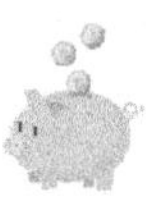 bon marché

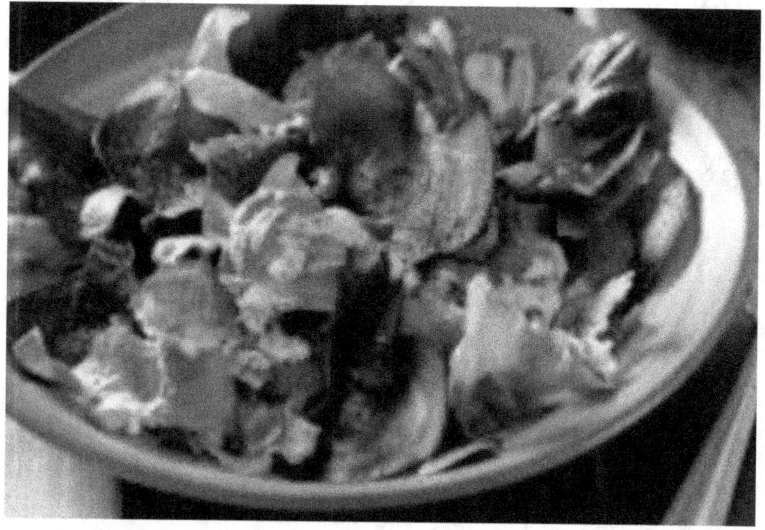

Ingredients pour 4 personnes

Étapes de préparation

1/ Nettoyez et essorez la laitue.

2/ Pelez et hachez l'échalote.

3/ Essuyez et coupez les betteraves en fines
rondelles à l'aide d'une mandoline.

4/ Hachez les noix de pécan.

5/ Mélangez la crème de soja, l'huile de noix, du sel
et du poivre dans un saladier.

6/ Placez la laitue, les bettaraves, les noix de pécan
et l'échalote dans les assiettes.

7/ Nappez de sauce et dégustez de suite.

ingredients

250 g de laitue

3 betteraves rouges cuites

100 g de noix de pécan

1 grosse échalote

3 c. à soupe de crème de soja

1 c.à soupe d'huile de noix

sel, poivre

Tartare de saumon frais à l'échalote

Très facile

10 min

X

bon marché

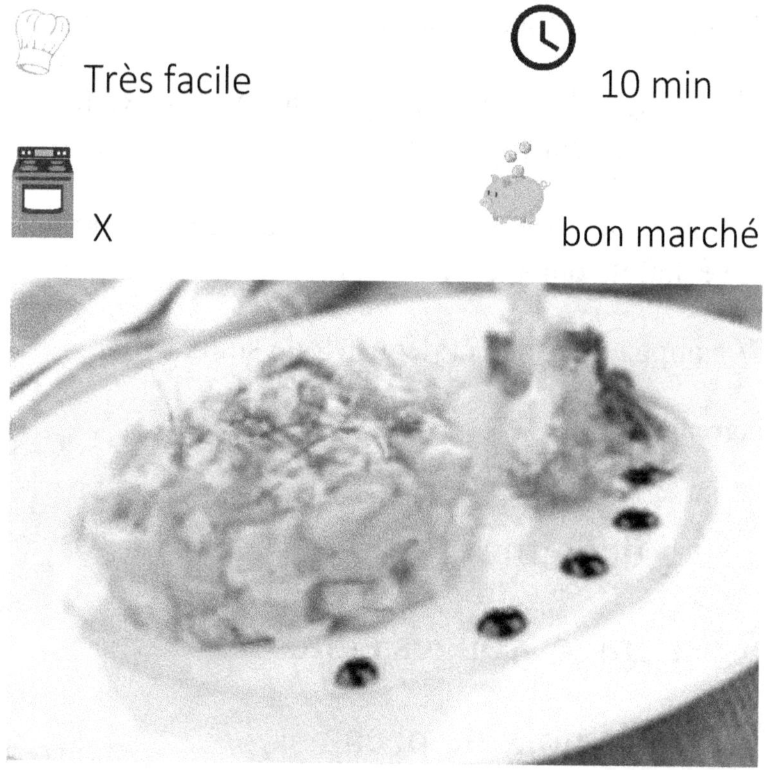

Ingredients pour 2 personnes

Étapes de préparation

Congelez votre saumon de préférence. Sortez-le 10-15 min avant la préparation. Découpez-le en cubes.

Pelez et hachez l'échalote.

Pressez le jus d'un citron.

4/ Mélangez le saumon et les 3/4 de l'échalote dans un bol.

5/ Ajoutez l'huile d'olive et le jus de citron, un peu de sel et de poivre, en mélangeant bien. Malaxez avec vos mains pour créer un ensemble homogène.

6/ Réservez au frais pendant 1 heure. Si vous avez moins de temps, posez le tartare de saumon frais à l'échalote au congélateur 10 à 15 min.

7/ Réalisez les tartares de saumon frais à l'échalote dans deux assiettes. Recouvrez-les avec le restant d'échalote hachée et l'aneth ciselé. Servez bien frais.

Ingrédients

200 g de pavé de saumon frais sans peau sans arêtes

1 échalote

1 citron

2 cuillères à soupe d'huile d'olive

aneth ciselé

sel, poivre